裴胜解密儿童疾病信号

北京儿童医院**国家级名老中医** 裴学义教授 主审 裴胜 编著

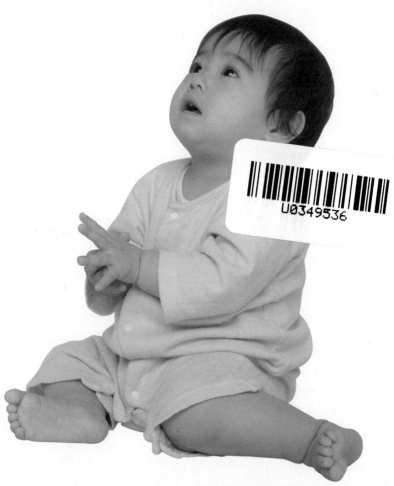

U0349536

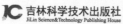

吉林出版集团
JiLin Publishing Group

吉林科学技术出版社
JiLin Science&Technology Publishing House

图书在版编目（CIP）数据

裴胜解密儿童疾病信号 / 裴胜编著 . -- 长春 ：吉
林科学技术出版社，2013.09
ISBN 978-7-5384-5478-9

Ⅰ．①裴… Ⅱ．①裴… Ⅲ．①小儿疾病－防治 Ⅳ．
①R72

中国版本图书馆 CIP 数据核字 (2011) 第 187430 号

裴胜解密儿童疾病信号
主　　审　　裴学义
编　　著　　裴　胜
出 版 人　　李　梁
选题策划　　赵洪博
责任编辑　　孟　波　赵洪博
营销策划　　中广天下（北京）传媒有限公司
封面设计　　长春茗尊平面设计有限公司　史　爽
制　　版　　长春茗尊平面设计有限公司
视觉策划　　龙目堂（北京）文化传媒有限公司
开　　本　　710mm×1000mm 1/16
字　　数　　378 千字
印　　张　　15.5
印　　数　　1—5000 册
版　　次　　2013 年 9 月第 1 版
印　　次　　2013 年 9 月第 1 次印刷
出　　版　　吉林出版集团
　　　　　　吉林科学技术出版社
发　　行　　吉林科学技术出版社
地　　址　　长春市人民大街 4646 号
邮　　编　　130021
发行部电话 / 传真 0431—85677817 85635177 85651759
　　　　　　　　　85651628 85600611 85670016
储运部电话　　0431—84612872
编辑部电话　　0431—86037698
网　　址　　www.jlstp.net
印　　刷　　长春新华印刷集团有限公司
书　　号　　ISBN 978-7-5384-5478-9
定　　价　　29.90 元
如有印装质量问题 可寄出版社调换

前　言

　　《小儿堂》系列丛书，是作者数十年的临床经验成果，旨在为广大读者提供更多行之有效的，小儿未病先防、儿科常见病的家庭治疗以及预后调理保健的方法。让家长了解、学习，甚至是掌握一些简单的诊断及治疗的技巧，让孩子们尽快摆脱病痛，保持健康的状态，茁壮成长。

　　中医说"上工治未病"，本套丛书的作者本着"未病先防"的原则，向大家讲解儿童常见病的预防方法，不希望我们的孩子遭受病痛的折磨。儿童脏腑娇嫩，"形气未充"，易感染"邪毒"，在日常生活中要遵循"勤洗手、常消毒、少聚会、多通风"的传染病预防原则。具体到生活中的细节就应强调饭前便后或外出后，要用肥皂或洗手液等给宝宝洗手，不要让他们喝生水、吃生冷食物，避免接触患病儿童。婴幼儿的奶瓶、奶嘴使用前后应充分清洗。在疾病流行期间，不宜带孩子到人群聚集、空气流通差的公共场所去，同时要注意保持家庭环境卫生，居室要经常通风换气。居家治疗的患儿，不要接触其他儿童。紫外线可以杀灭肠道病毒，父母要及时对患儿的衣物进行晾晒或消毒，并使被褥清洁，衣着舒适、柔软，且经常更换。

　　预防即是中医的"治未病"。所谓"未病先防"就是在尚未患病时就预防疾病的发生；"既病防变"指的是有了疾病，要防范出现新的并发症或病情进一步恶化。早期预防对降低疾病的发生率，以及遏制重症病例均有重要的作用。作者不吝惜自己平生所学，将多年工作在临床第一线的经验和总结出来的规律讲给广大的儿童家长朋友们，希望通过本套丛书帮助更多的儿童恢复并保持健康。

　　虽然本书已经详尽地讲解了诸多常见病的家庭诊断及治疗方法，但是请读者们切记急症一定要及时到医院就诊，科学系统地治疗与疾病预防及科学保健相结合。

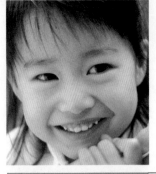

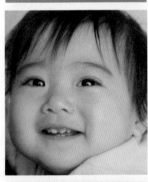

目录

宝宝咳嗽早知道 /34

家长必备宝宝咳嗽常识 /36
/ 如何定义宝宝咳嗽
/ 引发宝宝咳嗽的常见疾病
/ 根据宝宝症状判断咳嗽病因

宝宝咳嗽典型病例解析 /37
/ 宝宝上呼吸道感染疾病
/ 宝宝下呼吸道感染疾病
/ 宝宝急、慢性传染病
/ 宝宝其他感染性疾病

宝宝尿色异常早知道 /46

家长必备宝宝尿色异常常识 /48
/ 如何定义宝宝尿色异常
/ 引发宝宝尿色异常常见疾病
/ 根据宝宝症状判断尿色异常病因
/ 宝宝尿色异常的一般处理

宝宝尿色异常典型病例解析 /51
/ 宝宝泌尿系统疾病
/ 宝宝结缔组织病
/ 宝宝感染性疾病
/ 宝宝血液系统疾病
/ 宝宝药物毒物所致尿色异常
/ 宝宝其他系统疾病

宝宝排尿异常早知道 /62

家长必备宝宝排尿异常常识 /64
/ 如何定义宝宝排尿异常
/ 引发宝宝排尿异常的常见疾病
/ 根据宝宝症状判断排尿异常病因

宝宝排尿异常典型病例解析 /66
/ 宝宝泌尿系统疾病
/ 宝宝肾前性少尿疾病
/ 宝宝内分泌系统疾病
/ 宝宝其他系统疾病

宝宝腹泻早知道 /76

家长必备宝宝腹泻常识 /78
/ 如何定义宝宝腹泻
/ 引发宝宝腹泻的常见疾病
/ 影响宝宝腹泻的常见因素
/ 根据宝宝症状判断腹泻病因

宝宝腹泻典型病例解析 /81
/ 宝宝肠道感染性疾病
/ 宝宝肠道非感染性疾病
/ 宝宝全身感染性疾病
/ 宝宝全身非感染性疾病

目录

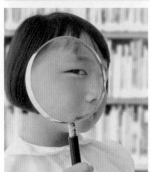

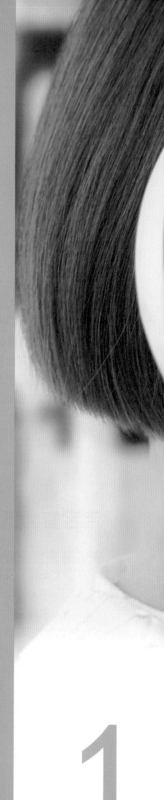

宝宝头痛早知道

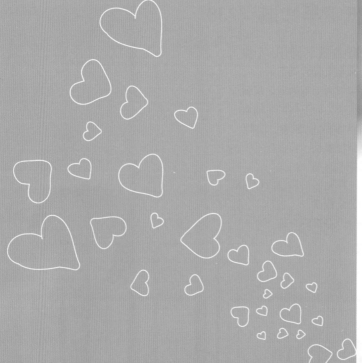

1

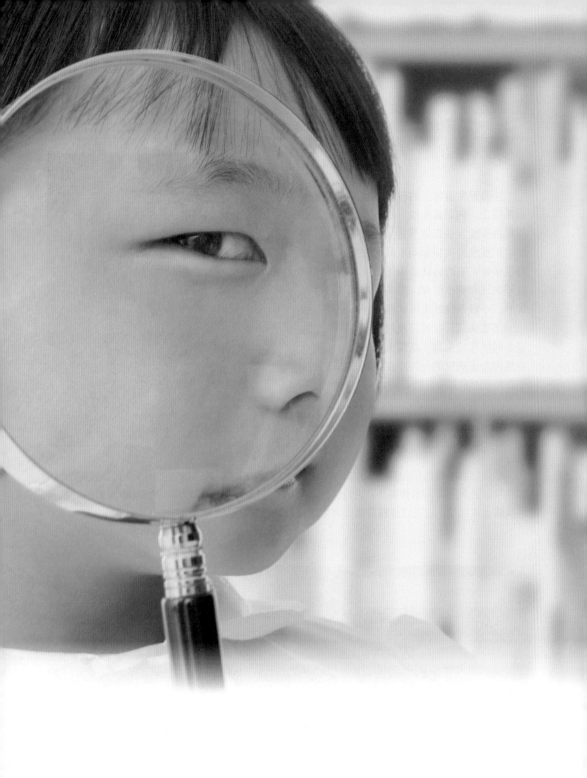

家长必备宝宝头痛常识

如何定义宝宝头痛

头痛是宝宝常见的一种症状。一般是指眉毛以上，向后直至枕下部范围的疼痛，主要是由于宝宝头部敏感组织受颅内、头、面部组织或全身疾病影响所致。宝宝头痛可分为很多种。有的头痛是由于宝宝对某种事物过于关注和焦虑引起，家长可对其进行心理调节，一般很快就可得到缓解。其他原因引起的宝宝头痛，家长须及时予以治疗。因为很多时候宝宝头痛，是宝宝患感染性疾病或者颅内发生病变的一种外在症状，如不及时予以控制，易发生危险。

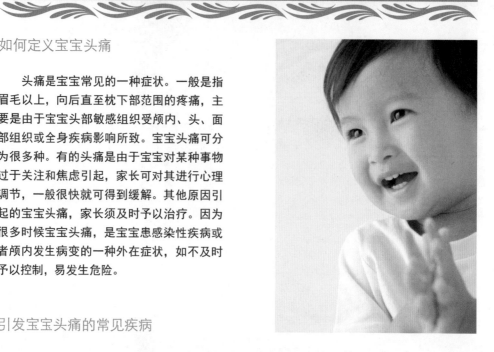

引发宝宝头痛的常见疾病

引起宝宝头痛的病因有很多，其中以全身性疾病占主要方面。由全身性疾病引起的头痛症状多样、轻重不等，家长要注意进行鉴别。同时，宝宝因眼部、耳部、颈部等疾病引起的牵涉性头痛也很常见，家长应注意观察，对宝宝采取有针对性的治疗。

全身性疾病	
发热性疾病	流行性感冒、伤寒、疟疾、钩端螺旋体病、急性脊髓灰质炎。
心血管疾病	高血压性头痛常为全头涨痛或双颞侧头痛。
	充血性心力衰竭由于静脉压升高，可发生剧烈头痛。
精神紧张、过度疲劳	经过休息、增加营养可缓解。
代谢或内分泌失调	尿毒症、糖尿病、酸中毒、低血糖、甲状腺功能低下。
各种中毒	工业毒物中毒、农药中毒、药物中毒、植物中毒。
神经官能性头痛	重压感、紧箍感、刺痛、麻痛、涨痛。

颅外疾病	
眼部疾病	屈光不正、眼内压增高、眶内肿物。
鼻咽部疾病	急、慢性鼻炎、鼻窦炎。
	鼻部血管舒缩反应性头痛。
	咽喉脓肿、鼻咽部腺样体肥大、鼻咽部肿瘤。
耳部疾病	急慢性中耳炎、乳突炎。
颈部疾病	颈椎病，多发生在颈后部及枕部。
	颈部皮肤及皮下组织炎。
牙齿疾病	同侧头部发生疼痛。
头颅病变	颅骨疾病、神经痛、肌收缩性头痛、颞动脉炎。

颅内疾病		
颅内感染性疾病	脑膜炎、脑炎及中毒性脑病	
	化脓性脑炎	
	化脓性脑膜炎	
	脑蛛网膜炎	
	脑寄生虫病	
颅内血管性疾病	急性脑血管疾病	自发性蛛网膜下腔出血
		脑动脉血栓形成脑栓塞
	高血压脑病	
	短暂性脑缺血	
	颅内动脉瘤	
	脑血管畸形	
	风湿性脑脉管炎	
	颅内静脉系统血栓	
颅内占位性疾病	脑肿瘤、脑结核瘤、颅内转移癌	
偏头痛	单侧头痛、植物神经功能紊乱应用麦角胺有效。	
头痛型癫痫	突然发作，伴有头晕、苍白、出汗、呕吐、腹痛、嗜睡。	

影响宝宝头痛的疾病因素

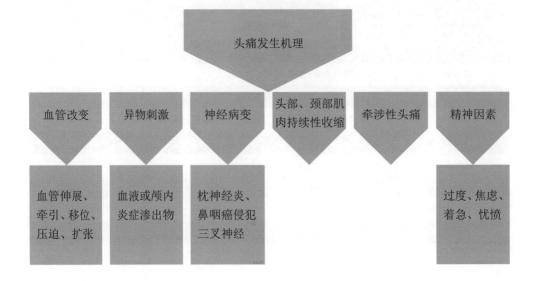

头痛发生机理

| 血管改变 | 异物刺激 | 神经病变 | 头部、颈部肌肉持续性收缩 | 牵涉性头痛 | 精神因素 |

| 血管伸展、牵引、移位、压迫、扩张 | 血液或颅内炎症渗出物 | 枕神经炎、鼻咽癌侵犯三叉神经 | | | 过度、焦虑、着急、忧愤 |

根据宝宝症状判断头痛病因

宝宝头痛的病因很多，要进行鉴别非常复杂。家长可根据宝宝发病时的症状进行初步判断，并根据病因采取针对性检查和治疗。下面就为家长介绍几种症状，以及这些症状可能对应的疾病种类。

呕吐	常为颅内压增高的征象，多见于脑肿瘤和脑膜炎。
偏头痛	头痛高峰时呕吐，呕吐后头痛明显减轻。
剧烈眩晕	多见于后颅窝病变，如小脑肿瘤、小脑桥脑角肿瘤。
视力障碍	多见于某些眼病和某些肿瘤。
视力减退	多见于椎－基底动脉供血不足。
复视、呕吐、发热	结核性脑膜炎。
乳头水肿	颅内占位性病变。
额叶肿瘤	精神痴呆、神情淡漠、精神欣快。
脑疝	头痛骤然加剧、神志不清。

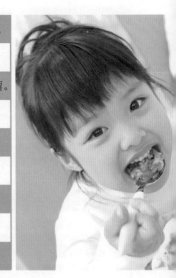

宝宝头痛典型病例解析

宝宝全身性疾病

【病例1】宝宝林XX，男孩，9岁，反复发热3个月，伴有头痛。

宝宝症状

宝宝3个月前开始出现不规则发热，伴有头痛、咳嗽。半个月前又发热38℃，午后为重，伴干咳多汗，持续性头痛，后阵发性加重。病后疲乏无力，食欲减退，日益消瘦。宝宝大小便正常，从未呕吐。宝宝既往体弱，无结核病接触史。

医院检查

宝宝体温38℃，呼吸28次/分钟，脉搏120次/分钟，血压正常。宝宝精神弱，消瘦。咽无充血，眼底未见异常。皮肤无黄染及皮疹。心未见异常。右肺下部可闻少许湿啰音。腹软、无压痛。肝在右肋下2cm，脾在左肋下1cm。四肢肌张力正常。

观察治疗

观察：宝宝反复发热、咳嗽、淋巴结及肝、脾肿大等，应考虑为慢性肺部感染。X射线胸片显示，肺门淋巴结肿大，右下肺有片影，痰液中找到结核杆菌。诊断为原发性肺结核。

治疗：给予抗结核病治疗。

查明病因

宝宝诊断为原发性肺结核，该病是肺结核病中常见的典型。对于宝宝发热时间长、消瘦、盗汗，都要考虑此病。

中医预防及保健

中医认为本病为传染性的慢性虚损疾患。病理特点主在阴虚，进而阴虚火旺，或气阴两虚，病久阴伤及阳，可见阴阳两虚。治疗原则为补虚培元。

参考处方：黄芪、沙参、麦冬、黄精、川贝、鳖甲、知母、地骨皮。

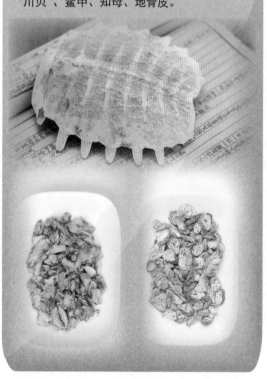

【病例2】宝宝刘XX，女孩，12岁。阵发性头痛一年，一周以来加重。

宝宝症状

一年前宝宝阵发性右颞痛。头痛时恶心，但并无呕吐。宝宝睡眠不好，病后无流涕，视力尚可，无耳鸣、耳痛。无发热及抽搐。头痛遍及整个头部。大小便正常。宝宝母亲也有头痛病史。

医院检查

宝宝体温36.2℃，呼吸20次/分钟，脉搏80次/分钟。血压正常。精神尚可。宝宝眼底无异常。鼻内无分泌物。眼无红肿。心、肺检查无异常。四肢肌张力正常。皮肤无出血点、黄染及皮疹。

观察治疗

观察：宝宝血压不高。未发现神经系统体征。CT检查显示脑实质与脑室系统均正常。入院两周仅发作一次。可见头痛与宝宝紧张、劳累有关。因为宝宝母亲有头痛史，考虑为偏头痛。

治疗：服用盐酸氟桂利嗪胶囊。住院观察半月，病情稳定出院。

查明病因

宝宝诊断为偏头痛。该病是儿科常见病之一。为常染色体显性遗传病。男女发病率相等，青春发育期后女性发病率高。盐酸氟桂利嗪胶囊为选择性钙通道拮抗剂。可组织钙内流，从而抑制脑血管收缩，并能改善植物神经症状。

中医预防及保健

中医认为宝宝12岁，正处于青春发育期，同时也是学习紧张期，过度疲劳、压力过重、睡眠不足均可导致头痛。建议适当地减少学习时间，增加体育锻炼，多饮水，多吃些水果蔬菜。

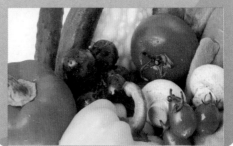

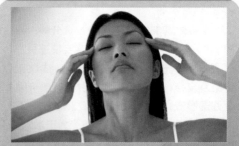

加强与父母的沟通，还可做眼部保健操，可推天门、坎宫，按揉太阳穴、百会穴，掐攒竹穴、鱼腰、丝竹空穴等，以上穴位推揉按掐50次左右。对缓解压力，治疗偏头痛有好处。

宝宝颅外疾病

【病例1】宝宝毛XX，女孩，4岁。发热头痛6天。

宝宝症状

6天前宝宝发热、头痛，右颈痛。4天前发热和疼痛加重。宝宝不敢转头，不能触摸右颈。病后精神差，无呕吐、咳嗽。宝宝既往体健，无遗传病史。

医院检查

宝宝体温 38℃，呼吸 26 次 / 分钟，脉搏 136 次 / 分钟。血压偏低，精神稍弱，急性病容。右胸锁乳突肌中部略凸起，充血、水肿、并有触痛。颈略有抵抗。心、肺、腹检查正常。四肢肌张力正常。皮肤无皮疹及出血点。

观察治疗

观察：经过检查，发现宝宝有感染存在。颈部有抵抗，可能与颈部肿痛有关。

治疗：右颈部有明显感染。先进行抗感染治疗，外加局部理疗。来诊 3 天后，宝宝体温开始下降。颈部疼痛也有所好转。右胸锁乳突肌中部略充血、水肿消退。可触及肿块。有压痛。20 天后肿块变小，无压痛。

查明病因

宝宝诊断为右颈部急性淋巴腺炎。该病在儿童时期较为常见。急性发病一般由化脓性细菌引起。上呼吸道感染后常可并发腺样体增殖及扁桃腺炎，也可引起颈部淋巴腺炎。另外，该病也可因周围组织感染引起。如不及时采取治疗，可导致化脓以及严重的全身性症状，甚至会造成死亡。

中医预防及保健

此病例建议中西医结合治疗，注意饮食清淡，多饮水，预防重复感染。

【病例 2】宝宝林 XX，女孩，8 岁。右侧头痛半月。

宝宝症状

宝宝半月前无原因右侧头痛，疼痛部位在右脸，向后脑放射，似刀割样，难以忍受。在吃东西和洗脸时加重。两天前疼痛加剧，常哭闹，病后无发热、呕吐，病前曾右侧牙龈发炎，尚未痊愈。宝宝既往健康状况良好，无头痛病史。家人无此病。

医院检查

宝宝体温 36℃，呼吸 22 次 / 分钟，脉搏 90 次 / 分钟。血压偏低。精神尚可，痛苦病容。右三叉神经分布区稍有压痛，右咬肌力弱，右脸有感觉过敏。眼底正常。心、肺、腹检查正常。四肢肌张力正常。皮肤无皮疹及出血点。

观察治疗

观察：宝宝有持续性疼痛，在吃饭及刷牙时加重。宝宝无面神经与听神经损害。CT检查正常。根据宝宝三叉神经分布部位持续疼痛，考虑为三叉神经炎。

治疗：先用抗感染治疗，辅以理疗及各种 B 族维生素。一周后，宝宝有所好转。两周后疼痛消失。

查明病因

宝宝诊断为三叉神经炎。常常由感冒、鼻窦炎和牙龈炎引起三叉神经发炎。症状与三叉神经痛类似，应认真予以鉴别。两者的主要区别是三叉神经炎疼痛为持续性，外因刺激加重而且感觉过敏，三叉神经咬肌运动存在障碍。

中医预防及保健

头痛的急性发作期，应注意适当休息，不宜食用炸烤辛辣的厚味食物，以防生热助火，有碍治疗。在头痛缓解后应注意饮食及冷暖的护理，以防复发。

宝宝颅内疾病

【病例1】宝宝许XX，男孩，7岁。阵发性头痛半年，伴不规则发热。

宝宝症状

宝宝一年前经常流涕，在感冒后加重。半年前出现阵发性头痛。常有发热，发热时眼窝肿胀，使用抗生素后缓解。近一周来发热38℃～39℃，头痛比较严重。伴有恶心、呕吐、流浓鼻涕，不咳嗽。宝宝家族病史中无此类疾病。

医院检查

宝宝体温38.5℃，呼吸24次／分钟，脉搏120次／分钟。血压正常，精神尚可，痛苦病容。瞳孔等大、等圆，对光反应存在，双外展较差，眼底视神经乳头边缘不清，稍有渗出，无出血，颅神经正常，心、肺、腹检查正常，四肢正常，皮肤无任何皮疹以及出血点。

观察治疗

观察：宝宝从症状和体征来看，考虑为脑部感染，有颅压增高表现。

治疗：先对宝宝给予抗生素、脱水剂及对症治疗。宝宝一周后病情稍有好转。CT检查显示左脑组织周围有新月形的密度增高区，脑室与中线向右移动。第9天作颅穿刺术，抽出脓液50ml。手术后病情明显。

查明病因

宝宝诊断为鼻窦炎合并硬膜下积脓。该病最常见的病因有副鼻窦或中耳原发感染病灶蔓延引起，另外颅骨外伤、颅内骨髓炎、硬膜下血肿继发感染等。使用CT即可对该病作出判断。本病应及时诊断与排脓，如果延误了治疗时间，常因颅内压高导致脑疝，最终造成死亡。

中医预防及保健

本病因鼻窦炎或中耳原发感染病灶蔓延引起，因此平素要加强身体锻炼，提高抗感能力，减少感冒次数是预防本病发生的关键，建议每天按压迎香穴、攒竹穴各100次，还可冷热水交替洗面鼻两次，用以提高抗感能力。

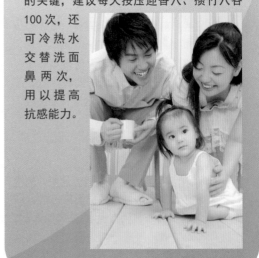

【病例2】宝宝刘XX，男孩，5岁。阵发性头痛4天。右侧肢体活动不灵半天。

宝宝症状

宝宝4天前阵发性头痛。不剧烈，时有恶心，但未见呕吐。半天前头痛加重，精神不好。同时发现宝宝右手持物时抖动，有时甚至拿不住东西。宝宝走路时右下肢动作笨拙、跛行、易摔倒，进行性加重，病后未抽风。宝宝既往体健，无传染病接触史。

医院检查

宝宝体温 36.4℃，呼吸 24 次／分钟，脉搏 102 次／分钟。血压偏低，神志清，精神尚可，宝宝营养发育中等。瞳孔等大等圆，对光反应存在，眼底正常，颅神经正常，心、肺、腹检查无异常，右侧上肢、下肢肌力弱，肌张力稍高，皮肤无出血点及皮疹。

观察治疗

观察：宝宝有头痛，右侧上肢、下肢活动不灵，发病急但不发热。首先考虑脑性偏瘫。由脑脉管炎造成。

治疗：先给予宝宝抗生素、激素、扩血管药物治疗。CT 显示左额顶部有两个低密度灶。加强活血化瘀的治疗，如脑络通、脑活素等。6 天后头痛减轻，病情明显好转。两周后头痛消失，右侧上肢、下肢活动。

查明病因

宝宝诊断为急性偏瘫。该病一般在宝宝比较健康的情况下，一侧肢体活动出现不同程度的障碍。病情发展迅速，1～2 天可达高峰。严重者可出现惊厥甚至昏迷，甚至肢体完全性偏瘫。本病可由多种因素引发，如感染、心脏病、血管畸形、外伤、结缔组织病等。本病目前尚无有效的治疗方法，预后不良。尤其是比较严重的偏瘫，可留有后遗症，比如智力低下、肢体瘫痪等。

中医预防及保健

提高自身抗病能力是关键，中医认为脾胃为后天之本，脾胃强壮发病的概率就会减少，所以宝宝们一定要保护好脾胃，用以提高抵抗疾病的能力。

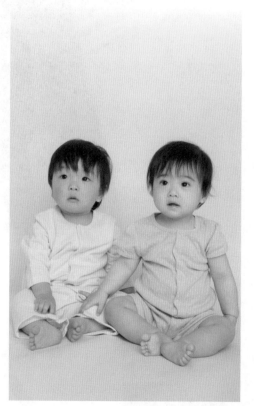

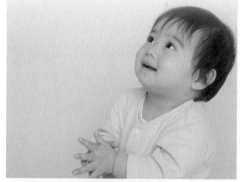

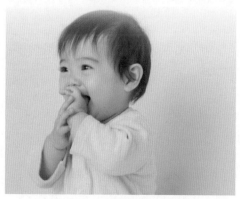

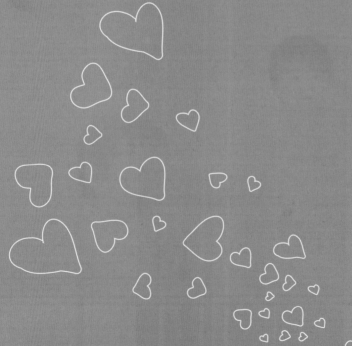

宝宝发热早知道

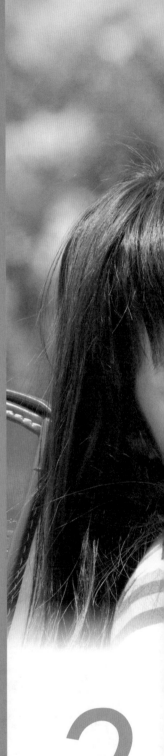

2

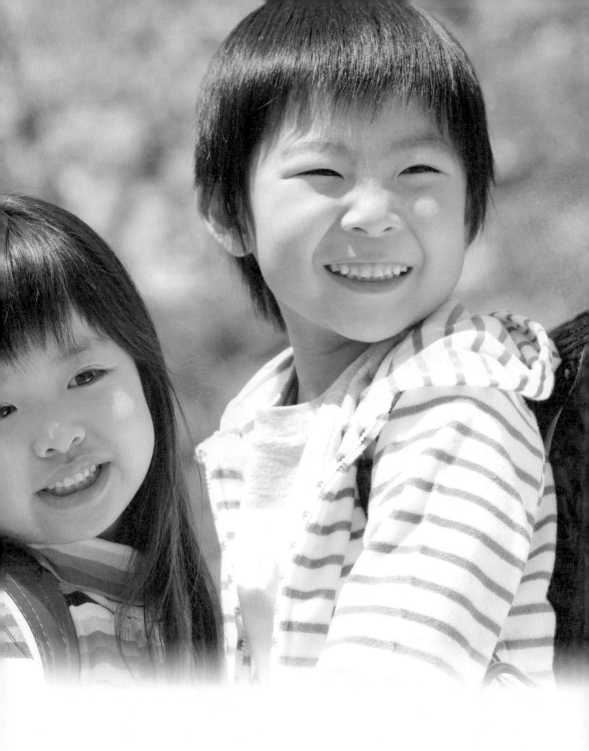

家长必备宝宝发热常识

如何判断宝宝发热

发热是指宝宝体温异常升高，超过正常范围。宝宝体温易受外界影响，室温过高，衣服过多，喂奶、哭闹等，都可以导致宝宝体温升高。家长给宝宝测腋温的时间应以 5 分钟为准，如果超过 10 分钟，宝宝的体温也会有所上升。

正常体温	腋下 36℃～37℃，比口温低 0.2℃～0.5℃，比肛温低 0.5℃。
低热	体温在 37.5℃～38℃
中度发热	体温在 38℃～39℃
高热	体温在 39℃以上
超高热	体温在 41℃以上

引发宝宝发热的常见疾病

引起宝宝发热的病因很多，一般以感染性疾病引起的发热最为常见。所以，当宝宝出现发热症状时，家长应首先考虑感染的可能。

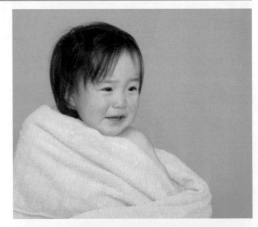

感染性疾病	
细菌感染	急性细菌感染：常见有上、下呼吸道感染、肺炎的并发症脓胸及肺脓疡、细菌性肠炎及痢疾、各种急性传染病、中枢神经系统感染、化脓性脑膜炎、脑脓肿、细菌性心内膜炎、败血症、细菌性食物中毒等；
	慢性细菌性感染：如结核病、念珠菌病、隐球菌病、放射线菌病；
	局部细菌感染性疾病：如中耳炎、淋巴结炎、胆囊炎、泌尿系感染、肾盂肾炎、心包炎、阑尾炎、内脏器官脓肿等。
病毒感染	上呼吸道感染、病毒性肺炎、各种病毒性传染病、病毒性脑炎、传染性单核细胞增多症、传染性淋巴细胞增多症、淋巴细胞性脉络丛脑膜炎等。
寄生虫感染	急性血吸虫病、肺吸虫病、肝吸虫病、疟疾、黑热病、丝虫病。

立克次体感染	斑疹伤寒、恙虫病。
螺旋体感染	钩端螺旋体病、回归热、鼠咬热、梅毒等。
其他	

	非感染性疾病
结缔组织病	风湿热、类风湿病、全身性红斑狼疮、多发性肌炎、皮肌炎、系统性硬皮病、结节性多动脉炎、非化脓性脂膜炎、大动脉炎综合征等。
变态反应	药物热、血清病、疫苗注射、输血或输液、牛奶过敏。
组织破坏或坏死	各种白血病、肿瘤、溶血性贫血、网状内皮细胞增多症、组织细胞病、大面积烧伤、大手术后发热。
体温调节中枢失常	颅内出血、脑病后遗症、植物神经功能紊乱、暑热证等。
产热与散热失常	癫痫持续状态、惊厥、大量失水或失血、甲状腺功能亢进、广泛性皮肤病、先天性汗腺缺乏症等。

根据宝宝症状判断发热病因

发热是宝宝常见的一种症状。家长单纯依靠发热症状，很难对宝宝发热原因作出判断，必须认真观察宝宝发热的伴随症状，将其进行综合分析，才能对宝宝疾病的治疗作出最准确的选择。

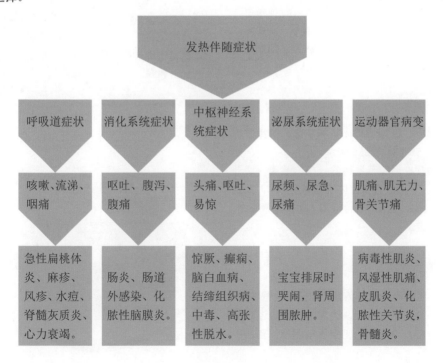

宝宝发热典型病例解析

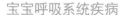

宝宝呼吸系统疾病

【病例 1】宝宝王 XX，女孩，4 个月。发热、发憋、张口呼吸 5 天。

宝宝症状

宝宝于入院前开始发热，最初两天最高体温不超过 39℃，近 3 天来高热 39℃以上。有轻咳，鼻塞，吞咽困难，喂奶时出现呼吸困难，易呛奶。腹泻 2～3 次／日，消化不好，无脓血，含水分不多。

医院检查

宝宝营养发育中等，神志清楚，哭闹、烦躁。呼吸稍促，40 次／分钟。哭声呈鸭鸣样。转动宝宝头部时哭闹反抗。口腔黏膜清洁。咽部右侧肿胀。鼻道无堵塞，通气良好。颈部在头前倾时有抵抗。颈部未及肿块。两肺呼吸音粗，未闻干、湿啰音。心音尚可，心率 120 次／分钟，无杂音。腹软，稍膨隆，无压痛。肝在右肋下 2cm。脾未及。四肢活动良好。

观察治疗

观察：根据病史症状和体征，初步考虑宝宝为右侧咽后壁脓肿。

治疗：用氨苄西林静注控制感染，切开排脓 5ml。第 2 天宝宝体温即降至正常，哭泣鸭鸣声消失，呼吸平稳。继用上述抗生素静注，情况稳定。

查明病因

宝宝诊断为金黄色葡萄球菌咽后壁脓肿。本病主要见于婴幼儿，为急性上呼吸道感染的并发症，常表现为宝宝吞咽困难，言语不清，声音发哑，呼吸带鼾声。如果炎症侵及宝宝喉部或压迫气管时，还可出现吸气性呼吸困难及喘鸣，入睡时加重。本病可引起的致命并发症为喉梗阻、纵隔脓肿、败血症等，其中以喉梗阻为常见。必须作气管切开术，否则宝宝可因窒息而死亡。治疗应手术处理和抗生素控制感染同时进行。切开时要注意防止脓液流入气管而引起窒息，应及时用吸引器吸脓液。

中医预防及保健

早期预防、早期发现、早期治疗是关键，建议宝宝家长平时要注意孩子的各种变化，发现不适马上就医。在预防保健上，要注意宝宝的冷暖，及时添减衣服，饮食上保持营养均衡，俗话说"要想宝宝安，三分饥和寒"。

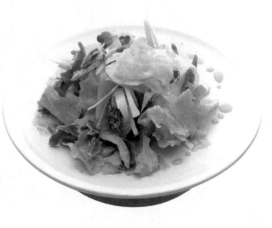

【病例2】宝宝丁XX，女孩，3岁。因咳嗽4～5天，发热3天住院。

宝宝症状

宝宝于5天前洗澡受凉，出现咳嗽、流涕，咳为干咳无痰。家长没有为宝宝测量体温，不知道宝宝的体温具体多高。近两天发热，咳嗽有痰。病后宝宝的精神状况尚可，咳重时伴呕吐，呕吐物为黏痰或胃内容物。夜间咳嗽会加重，难以入睡。大小便正常。门诊胸部X线透视，两肺纹理增粗，未见片状阴影。

医院检查

宝宝的精神状态尚可，呼吸平稳，可听到咽部痰鸣声。眼睑稍有浮肿，眼周有小点状出血点，咽充血，扁桃体不大，两肺可闻痰鸣及散在中水泡音。心脏未见异常，腹软，肝脾未及，下肢无浮肿，四肢活动良好。

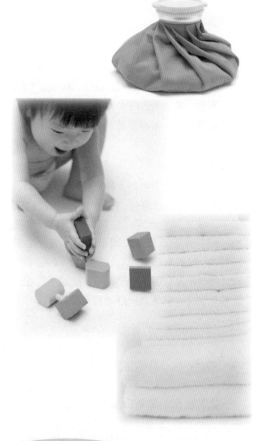

查明病因

宝宝入院后进行临时降温处理，肌肉注射青霉素，口服中西药止咳化痰。经两天治疗，体温降至正常，咳嗽仍未减轻，但痰鸣减少。肺部湿啰音消失，仍有干鸣。住院第5天时，肺部啰音消失，仍有咳嗽，但已明显减轻。

观察治疗

宝宝诊断为急性支气管炎。临床有时很难分清气管炎及支气管炎，一般有干性啰音及大水泡音时诊为气管炎，有中水泡音时诊为支气管炎。实际上有支气管炎时气管往往同时发炎，应为支气管炎。本病例中的宝宝眼睑有浮肿，下肢无浮肿。宝宝眼周有小出血点，而全身其他部位未见出血点或瘀斑，与血小板或其他凝血因子缺乏无关。这两种表现由咳嗽重，毛细血管内压增高所致。

中医预防及保健

患有发热的宝宝除应及时抱送医院治疗外，还要注意多饮水，少食或吃些好消化的食品，好好休息。高热时可采用物理降温，如冰袋或冷湿毛巾贴覆于额部，还可温水或稀释乙醇擦浴，如擦洗颈下、腋窝、腹股沟、胸背、四肢等处。推"天河水"100次（位置：前臂正中，腕横纹中点至肘横纹中点成一直线。操作：采用推法，术者用示指、中指两指并拢，用指腹从腕横纹推至肘横纹称清天河水），或在医生的指导下进行中药灌肠等，以上这些都是帮助宝宝退热的好方法。

宝宝消化系统疾病

【病例1】宝宝韩XX，女孩，10个月。因发热、腹泻两天来诊。

宝宝症状

宝宝腹泻，粪便中水分多，呈蛋汤样，无脓血。每天十余次，偶有呕吐，在腹泻的同时伴有发热，体温在38℃以上。发病第1天，尿量不少。第2天因喂水困难，宝宝进食少，尿量明显减少，精神变差。

医院检查

宝宝营养发育中等，神志清楚，精神弱，呈嗜睡状，呼吸稍深长。前囟凹陷，眼窝下陷。唇干。皮肤弹性尚可。口腔黏膜清洁，咽充血，两肺呼吸音清，未闻干、湿啰音，心音稍低钝，律齐，心率120次／分钟。腹有稍胀，软，肝脾未及。四肢活动自如，肢端不发凉，皮肤未发花。粪便有特殊的腥臭味。

观察治疗

观察：初步诊断宝宝为夏季腹泻，有中度脱水。

治疗：用新霉素口服控制感染，并加用中药"葛根芩连汤加减"。按中度低张脱水补液。补液后，宝宝精神反应见好，呼吸平稳，前囟及眼窝凹陷减轻，已排尿。治疗3日宝宝病愈。

查明病因

宝宝诊断为致病性大肠杆菌肠炎，中度、低张性脱水。致病性大肠杆菌肠炎，因多发生在夏季，也称"夏季腹泻"。目前耐药性强，现有抗生素治疗，效果均不够满意，易发生代谢性酸中毒和血循环量不足性休克。

中医预防及保健

腹泻宝宝的饮食要细软，以易消化食物为宜，且要少食、多餐，多饮，水可在医生的指导下服用"口服补液盐"。如果是哺乳期的宝宝，其妈妈要忌口，饮食应以清淡为主，忌食辛辣油腻食物。

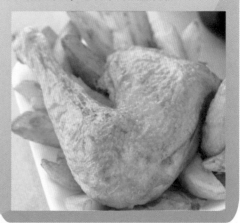

【病例2】宝宝冯XX，男，5岁。因发热、腹泻、呕吐3天住院。

宝宝症状

宝宝于3天前暴饮暴食，第2天即出现发热、腹泻、呕吐，发热高达39℃，无寒战。腹泻为水样稀便，无脓血，每日7～8次。呕吐4～5次。宝宝同时腹痛，阵发性，位于脐周。入院时腹痛加重，呈阵发性，全腹性。排暗红色大便。在门诊又排出洗肉汤样大便。

医院检查

宝宝营养发育中等，神志清楚，精神萎靡。面色苍白，口周发青。呼吸急促。血压偏低。咽充血，扁桃体不大。两肺呼吸音清，未闻干、湿啰音。心音低钝，心率140次／分钟，律齐。腹胀，全腹有压痛，稍有肌紧张。肝脾未触及，肠鸣存在。无移动性浊音。四肢可活动，肢端发凉。

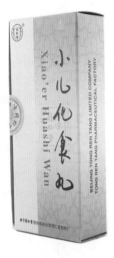
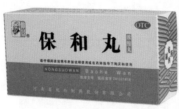
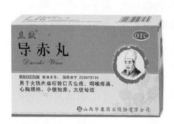
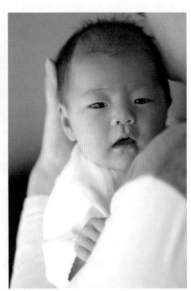

观察治疗

观察：宝宝处于休克状态，疑有腹膜炎；考虑消化道出血为出血性小肠炎。在抢救休克的同时，作腹腔穿刺，未抽出液体。宝宝床边腹部摄片，未见游离气体及液平面，但有小肠积气，肠管外形僵硬，肠壁增厚，间隙增宽，黏膜皱襞变粗。可除外肠穿孔、肠梗阻，显示出血性小肠炎所见。

治疗：通过12小时的扩容、纠酸、应用血管扩张药，血压上升，宝宝情况好转。但腹胀仍明显，用胃肠减压。用大剂量青霉素和氨苄西林，同时静脉输入氢化可的松。治疗5天后，宝宝腹胀已消失，呕吐停止，仍有腹泻，每日4～5次，已无肉眼血便。全腹软，无压痛。大便潜血试验阴性。宝宝开始摄入少量流食，症状未见复发。经过一周，服用半流食。

查明病因

宝宝最后诊断为急性出血性、坏死性小肠炎，中毒休克型。出血性小肠炎的病因尚不清楚。主要见于年长儿，但小婴儿，甚至是新生儿发病者也可见到。主要症状有发热、腹泻、呕吐、腹痛和便血。小婴儿则以腹胀、呕吐为主症，甚至不出现腹泻。家长可通过为宝宝作腹部X线平片进行诊断。本病无特异性治疗，主要为对症处理。

中医预防及保健

此类患儿主要因为暴饮暴食所致，提醒家长注意"饮食贵在有节制"，为避免此类病症的发生。除控制宝宝的饮食外，日常如遇见宝宝有饮食过多，面红耳赤、口臭、腹胀、便秘等积滞表现时，建议服用"化食丸""保和丸"或"导赤丸"等，以助消化。

宝宝心肾系统疾病

【病例】 宝宝邢 XX，男孩，6 岁。因发热、胸闷、呼吸困难三天住院。

宝宝症状

宝宝于一周前咳嗽发热。体温正常一天后，又起高热、胸闷、呼吸困难，但咳嗽无明显加重。精神不振，食欲减退，不愿平卧。门诊作胸部 X 线透视，右肺上叶有片状阴影，心脏增大，呈烧瓶样，卧位时心腰部增宽，心搏动弱。心电图所见：窦性心动过速，低电压改变。

医院检查

宝宝营养发育中等，神志清，精神差。被动半卧位，呼吸促，口周稍青，面色苍白，咽充血，扁桃体充血，颈静脉怒张，胸前区无明显隆起，两肺呼吸音粗糙，散在干鸣，右肺可闻湿性啰音。心前区心搏动不显，心界向两侧扩大，心音遥远，各瓣膜未闻杂音，心率 140 次 / 分钟，心律齐。未闻及心包摩擦音。腹软，全腹无压痛。肝在右肋下，剑突下 2.5cm。下肢无浮肿，各关节无红肿，活动正常。皮肤未见化脓病灶。

观察治疗

观察：宝宝有肺炎及心包炎。伴高热，发病急，症状和体征明显，首先考虑由感染引起。

治疗：考虑到宝宝有肺炎，其病原菌可能为肺炎球菌或金黄色葡萄球菌，可选用大剂量青霉素治疗，同时加用氢化可的松。用利尿剂排尿而减少回心血量，镇静，吸氧，取半卧体位。同时进行心包腔穿刺，抽出黄色脓液 300ml，送培养。经隔日心包穿刺排脓，3 次共抽出脓液 700ml，并在穿刺后注入青霉素和氢化可的松。脓液培养为肺炎球菌，仍按原用抗生素静点，激素改用泼尼松口服。一周后，改用青霉素肌注，另加口服氯霉素。激素开始减量，在一周内停用。

查明病因

宝宝诊断为支气管肺炎，化脓性心包炎（肺炎球菌性）。急性化脓性心包炎常为全身性疾病的一部分，可为败血症、或邻近器官的化脓性病灶扩展所致。常见的病原菌为肺炎球菌和金黄色葡萄球菌。与其他原因引起的心包炎相比，化脓性心包炎发病急，症状明显，病情重。除用有效的抗生素静点外，更重要的是穿刺排脓，穿刺有困难时可考虑作心包切开引流术。

中医预防及保健

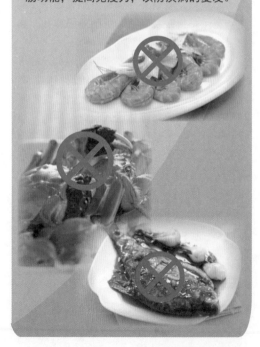

此病例为病情特别重的孩子，需要西医抢救才行。一般患肺炎的宝宝大多有食热痰火，患病期间忌食鸡、鸭、鱼、肉、糖，以免生热，影响疾病的好转。病愈后需要休息一段时间，建议用中药调理，改善胃肠功能，提高免疫力，以防疾病的复发。

宝宝神经系统疾病

【病例】宝宝孙 XX，男孩，5 岁。因发热、惊厥 3 天住院。

宝宝症状

宝宝在发病前 5 天，发热、咳嗽、腹泻，经过 3 天的治疗，体温降至正常，其他症状也逐渐消失或减轻。近 3 天来又突然高热，39℃以上，同时伴昏厥。惊厥不仅发生在高热时，中度发热时也有发生。神志不清。无呕吐症状，也无咳嗽、腹泻等表现。

医院检查

宝宝营养发育中等，神志不清，呈半昏迷状，时有肢体发紧，面肌抽搐。口周发青，咽充血，颈有抵抗，两肺呼吸音清，心音有力，心率 130 次 / 分钟，律齐。腹软，全腹无压痛，肝脾未及，四肢肌张力增高，皮肤未见化脓灶。

观察治疗

观察：宝宝门诊检查脑脊液正常，化脓性脑膜炎可排除，病毒性脑炎也基本上可以除外。考虑为感染性中毒性脑病。

治疗：急救处理。首先用脱水剂降颅压，用镇惊剂止抽，因抽搐频繁，用长效和短效的止惊剂结合应用。氧吸入。药物及物理法降温。应用氢化可的松以解决免疫反应，相应地应用抗生素。经上述处理后，惊厥基本控制，但宝宝一直处于半昏迷状态。脑 CT 检查，脑室扩大，脑组织萎缩。一周后，体温降为低热，神志仍不清，肢体强直，肝功能正常。

查明病因

宝宝诊断为急性中毒性脑病。该病是人体对感染或其毒素产生的一种免疫反应。由于与过敏免疫反应有关，又称为过敏性脑炎。宝宝发病前，一般先有感染，经过 5～7 天出现脑部症状，因此该病并非感染的直接作用。脑脊液一般无改变，或有蛋白轻度增高。治疗上主要为对症处理，可应用肾上腺皮质激素。预后取决于病情的轻重，有无持续抽搐、超高热、昏迷等。重症可有后遗症。

中医预防及保健

小儿抽风（惊厥）是很危险的，抽风时间长会造成大脑缺氧，使脑细胞受伤，因此一定要到医院查明原因，积极治疗。当孩子高热伴有抽风时，家长应迅速解开孩子的衣服，让他平卧，保持呼吸道通畅。把孩子的头歪向一边，以防呕吐物进入气管引起窒息，以手指按压人中穴，掐合谷穴。有条件可输氧气，并应及时服退烧药。

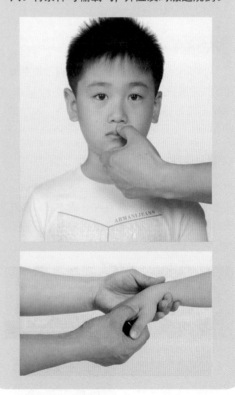

宝宝急性传染病

【病例】宝宝李 XX，男孩，3 岁。因发热、出皮疹来诊。

宝宝症状

家长给宝宝洗脸时，发现宝宝头部、面部有皮疹。下午见皮疹增加，头皮、躯干也同时出现皮肤改变。测体温为 38.2℃。宝宝无任何不适，精神、食欲尚可。第 2 天仍有发热，皮疹变成水疱。宝宝为集体儿童，幼儿园有无类似病者，家长不详。

医院检查

宝宝营养发育良好。神志清楚，精神好。皮疹以头、面、躯干为多，四肢少。散在丘疹和红色小斑疹，间有四周为红色浸润的疱疹，大小不等。可见数个疱疹已有凹陷结痂。咽充血，口腔黏膜清洁，浅表淋巴结不大，两肺呼吸音清，心脏未见异常，腹软，肝脾未及。四肢活动自如。

观察治疗

诊断宝宝为水痘。宝宝水痘很少有并发症，预后良好。口服中药及维生素 B12，病愈。水疱形成后涂以甲紫药水可起消毒、收敛的作用。

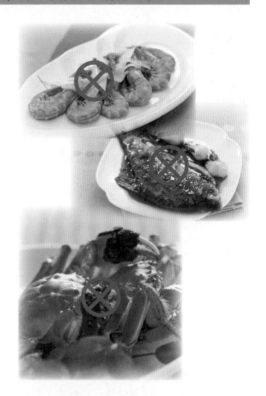

查明病因

宝宝三种皮疹同时存在，是本病特点。皮疹可分多批出现，病程在一周左右。西药无特效治疗。一般认为激素可加重水痘的病情，不主张应用。

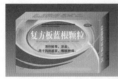
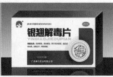
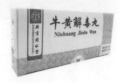

中医预防及保健

水痘是因病毒感染引起，一年四季均有发病，以冬、春季为多见，可形成流行，10 岁以下的孩子较为多见。水痘有很强的传染性，患病的宝宝应立即隔离在家休息治疗，直至全部疱疹结痂。水痘流行期间，未患病的宝宝应少去公共场所。治疗上应以中药治疗为主，如银翘解毒片、板蓝根冲剂、牛黄解毒丸等，不建议使用激素或抗生素。患有水痘的宝宝忌食辛辣、生冷、油腻及羊肉、鱼、虾、蟹等发物。注意多饮水，应食易消化的食品，室内空气要流通，避风寒，防止复感外邪。

宝宝亚急性及慢性传染病

【病例】宝宝李 XX，男孩，10 岁。因高热 5 天，气促 2 天住院。

宝宝症状

宝宝于入院前 5 天开始发热，体温为 38℃～39℃，最高时达 40℃。同时轻咳，右侧胸痛。近两天来气促，活动时喘。发病第 1 天在医院胸部 X 线透视，未见异常。按上呼吸道感染，用抗生素治疗，仍高热不退。

医院检查

宝宝营养发育中等，神志清，精神尚可。眼球结膜未见疱疹。咽充血。颈部淋巴结轻度增大，无压痛，与周围皮肤无粘连。右肺下呼吸音减低，叩诊为实音，语颤减弱。左肺正常。心音尚可，心前区最大搏动点左移至腋前线。腹软，不胀，无移动性浊音，肝脾未及。四肢关节无红肿。胫前可见数个黯红色斑，突出皮肤，有压痛。

观察治疗

观察：宝宝肺部检查，发现右侧有病变，似为液体，应考虑胸腔积液。因有发热等感染表现，渗出液可能性大。虽然高热已 5 天，全身中毒症状不重，脓胸的可能性不大。

立即作胸部 X 线透视，证实右侧胸膜腔有中等量积液，纵隔和心脏向左移位。作胸腔穿刺，抽出草绿色液，经检查肯定为渗出液。

治疗：因宝宝基本上可肯定为结核性胸膜炎，故采用抗痨治疗。肌注链霉素，口服异烟肼。加用泼尼松口服促进渗出液的吸收，减少胸膜肥厚和粘连。

查明病因

宝宝诊断为右侧结核性胸膜炎。结核性胸膜炎多见于年长的孩子，说明宝宝对结核菌高度敏感，可见有疱疹性结膜炎、结节性红斑等过敏反应的表现。为了诊断，可作胸腔穿刺，为治疗目的则无须穿刺放液。用激素后吸收良好，但有时停用激素后胸腔积液可再现，仍可再加激素。

中医预防及保健

此病例提醒家长，要增强"未病先防"的意识，平时注意宝宝的饮食结构，加强身体锻炼，提高机体的抗病能力，避免各种疾病的侵袭是关键。

宝宝结缔组织病

【病例】宝宝陈 XX，男孩，5 岁。因发热、肌无力住院。

宝宝症状

宝宝近一周来发热，38℃～39℃，下肢肌无力，行走困难，轻度腿痛。无关节痛及肿胀。病后无咳嗽、呕吐等表现。精神、食欲尚可。查外周血象及胸部 X 线检查，未见异常。

医院检查

宝宝营养发育良好。神志清楚，精神尚可。皮肤无皮疹。浅表淋巴结无肿大。咽充血。两肺呼吸音清。心音有力，心率 100 次 / 分钟，无杂音，律齐。腹软，肝脾未触及。能行走，但须扶着走，脚不能抬高，上楼梯困难。呼吸及吞咽无困难。

观察治疗

观察：查外周血象，宝宝白细胞总数少，红细胞及血小板正常。作肌电图检查，为肌原性损伤，多发性肌炎应考虑。宝宝入院5天后，面部出现红斑，分布在两颊部及眼睑，眼睑有轻度浮肿。尿常规正常。因出现皮肤症状，应诊断为皮肌炎。

治疗：为进一步肯定诊断，取皮肤肌肉活检，得到证实。开始采用激素治疗，泼尼松 3mg／kg／日，治疗两周后体温正常，皮疹减轻，肌力稍有好转。经 4 周治疗，皮疹消退，能独自行走，仍须扶着上台阶，激素用 6 周后开始减量。

查明病因

宝宝诊断为皮肌炎。皮肌炎发病可为亚急性或慢性，前者常伴发热，后者可体温正常。主要病状有两方面，皮炎见眼睑黯红色红斑伴浮肿，肌炎见肌无力及肌痛；也可见暴发型，病起即高热，出现典型皮疹，广泛性肌无力，达到麻痹程度，呼吸肌、吞咽肌均受累，在一周内死亡。肌电图和皮肤肌肉活检对诊断有决定性意义，肌酶增高仅作参考。

中医预防及保健

此类疾病均属免疫力低下，复感外邪所致，建议采取中西医结合治疗为好，还要提醒家长，增强"未病先防"的意识，平时注意宝宝的饮食结构，加强身体锻炼，提高机体的抗病能力，避免各种疾病的侵袭是关键。

宝宝血液系统疾病

【病例】宝宝赵 XX，男孩，两岁半，因高热一个月，伴四肢肿痛住院。

宝宝症状

宝宝于近一个月来持续发热，体温为 37.5℃～39℃。发热时四肢、关节有肿胀疼痛。发病期间曾有过腹泻，5～6 次／日，黄稀便，曾带鲜血，无脓。用卡那霉素肌注 3 天，腹泻一周好转。曾有鼻衄两次，量多，经医院鼻科处理而止。病后食欲差、全身乏力、懒动、面色苍白。门诊查外周血象，白细胞总数特别少。

医院检查

宝宝营养发育中等。神志清。慢性消耗性病容，面色苍白，精神萎靡。口唇稍苍白。咽充血。颈淋巴结可及，蚕豆大小，无粘连及压痛。两肺呼吸音清。心音尚可，心率120次／分钟，心尖部闻吹风样杂音，律齐。

腹软，肝在右肋下 2cm，剑突下 3cm，均无压痛。双膝、踝、手指关节及足背肿胀，表面皮肤不红，有触痛。甲床苍白，皮肤无出血点。

观察治疗

宝宝有发热、关节肿痛，考虑为类风湿全身型，但白细胞总数减少，血小板减少难以解释。败血症，急性中毒症状不显。再次查外周血象，白细胞总数更低，可疑有幼稚淋巴细胞。作骨、关节摄片，双股骨远端及双侧胫骨和腓骨有溶骨性改变。作骨髓穿刺显示：骨髓增生明显活跃，粒、红系统增生低下，原、幼淋巴细胞占 92％，血小板及巨核细胞可见。骨髓细胞组织化学染色糖原

查明病因

宝宝诊断为急性淋巴细胞性白血病。急性白血病均伴有发热，其中淋巴细胞性白血病为多见。除发热外，还伴有出血、贫血表现，但早期可因血小板减少不明显而出血症状不显。淋巴结、肝脾肿大，在急性淋巴性白血病多见。骨关节肿痛也是常见表现，易误诊为关节炎、骨髓炎。

中医预防及保健

本病例应以西药治疗为主，缓解期结合中药全方位调整，以达到恢复健康的目的。

宝宝其他系统疾病

【病例】宝宝孔XX，男孩，8个月。因持续发热两个月住院。

宝宝症状

宝宝的健康状况良好，很少发生感染性疾病。近两个月来出现发热，体温在38℃～39.5℃。无寒战，出汗少。病初无其他系统表现。两个月中曾有流涕、咳嗽两次，经5～6天即消失。曾腹泻一次，持续4天，每日排便6～7次，不消化便，无脓血，水分不多。近一个月来食欲减退，变得消瘦，面色苍白。查外周血象，胸部X线检查、肝功能、尿常规、血培养等，均未见异常。

医院检查

宝宝营养发育尚可。神志清，精神反应可。无急、慢性病容。面色稍苍白，但睑结膜不苍白。咽充血，肺呼吸音清，心脏未见异常。腹软，肝在右肋下2cm，脾未及。四肢关节无肿胀，活动良好。皮肤无皮疹、出血点或化脓性病变。

观察治疗

观察：宝宝血常规检查，有轻度贫血。尿常规培养为阴性。肺部X线检查，未见结核或其他感染病灶。心脏B超检查未见异常。血培养未见细菌生长。冷凝集素试验及嗜异凝集素试验均为阴性。

治疗：入院后采用对症治疗，体温并未下降。宝宝饮水多、排尿次数多，有汗不多，无脱水征。仔细观察，宝宝的体温高度与气候温度有一定关系。

查明病因

宝宝诊断为暑热证。多发生在盛夏季节，发热一般持续1～4个月，至秋凉后即正常。发热高度与当日气候关系密切。但家长必须注意在排除其他原因引起的发热后，才可考虑本病。须与无汗症鉴别。

中医预防及保健

小儿暑热证有明显的季节性，多发生在盛夏季节，其特点为，起病急，变化快，高热持续，病程较长。可出现高热、嗜睡、惊厥、抽搐、甚至昏迷。建议每当盛夏到来时注意宝宝的防暑降温，多饮水，多吃些新鲜的水果蔬菜，以防此类病的发生。藿香正气水或藿香正气丸是暑期家庭必备中药。

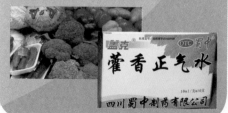

宝宝咳嗽早知道

3

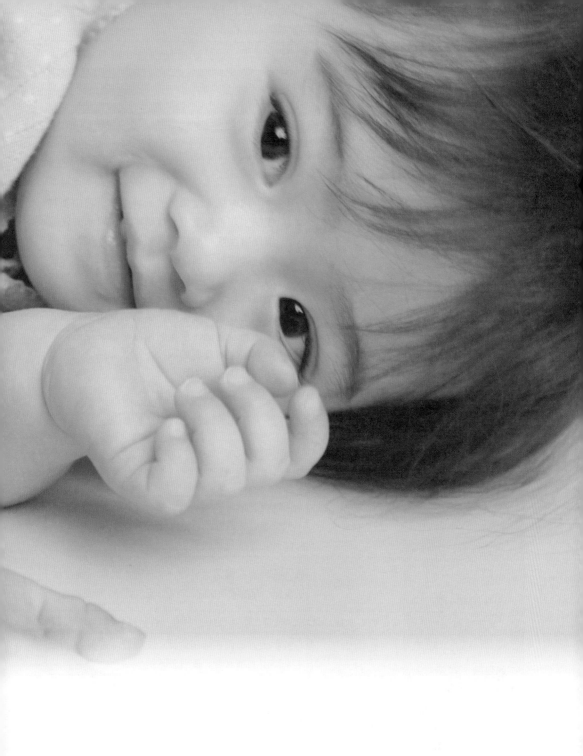

家长必备宝宝咳嗽常识

如何定义宝宝咳嗽

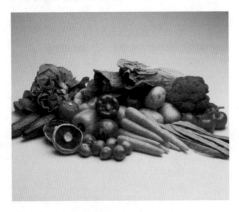

咳嗽是宝宝常见的一种症状，可由多种疾病引起。当宝宝出现咳嗽时，家长要注意鉴别宝宝咳嗽的类别。如果宝宝咳嗽为生理性，如喂养不当、睡眠中口水刺激、吞咽受阻等所导致的咳嗽，家长可不必担心，进行相应的调节，宝宝的咳嗽症状即可消失。当宝宝出现长期咳嗽时，会影响到宝宝和家人的休息及睡眠，严重时宝宝可发生呕吐，影响到宝宝对营养的吸收，家长必须及时采取措施对其进行治疗。

引发宝宝咳嗽的常见疾病

引起宝宝咳嗽的原因很多，主要以呼吸道疾病为主。

呼吸道疾病	感染性疾病	见于咽炎、喉炎、咽峡炎、咽旁及咽后壁脓肿。见于气管、支气管炎、毛细支气管炎、肺炎、肺气肿、肺脓肿、支气管扩张等。
	非感染性疾病	吸入性肺炎，喉头、气管、支气管、肺部异物。过敏反应引起的喉头水肿、气管、支气管壁、肺部水肿。
急、慢性呼吸道传染病	常见者有麻疹、风疹、水痘、幼儿急疹、白喉、百日咳、结核病等。	
心血管病变	心脏本身疾病	心脏扩大，心包积液压迫肺、支气管，或因心功能不全而引起肺水肿，支气管水肿。
	心力衰竭	急性肾炎引起的心力衰竭，休克时的休克肺及休克心，结缔组织病引起的心肌－心包炎、恶性肿瘤引起的心包积液等。
寄生虫病	蛔蚴性肺炎，钩蚴性肺炎，旋毛虫蚴虫移行期，肺包虫病，急性血吸虫病，肺吸虫病，肝片吸虫病。	
其他病因	肿瘤或肿大的淋巴结压迫气管或支气管，纵隔肿物压迫气管，腹腔内炎症，如膈下脓肿、穿孔性腹膜炎等。	

根据宝宝症状判断咳嗽病因

咳嗽伴发热	感染性疾病。
咳而无热	急性起病者，要注意气管或支气管异物或受压。
咳嗽伴流涕	急性上呼吸道感染。
咳嗽伴喘	见于喉炎、喘息性气管炎、支气管喘息、毛细支气管炎、肺炎，各种原因引起的心力衰竭，各种原因所致喉梗阻、脓胸、气胸、脓气胸、胸腔积液、纵隔移位等。
咳嗽带血	见于剧烈咳嗽，支气管内膜结核，支气管异物，支气管扩张，心力衰竭。
泡沫状血痰	见于肺瘀血、心力衰竭。
带血痰而无泡沫	见于上呼吸道或气管部位出血。
咳嗽伴颜面浮肿	见于剧烈性咳嗽，如百日咳或心力衰竭。
咳嗽伴大量黏痰或浓痰	见于支气管扩张。
带铁锈色痰	见于大叶性肺炎。

宝宝咳嗽典型病例解析

宝宝上呼吸道感染疾病

【病例1】宝宝孔XX，男孩，因咳嗽、发热两天，抽搐一次住院。

宝宝症状

宝宝于近两天来出现咳嗽，同时伴发热。发病第1天，测量体温为38.5℃，于发病第2天夜间突然出现抽搐，身上发烫。宝宝既往无高热病史，无抽搐史。出生后无窒息。

医院检查

宝宝体温39℃，营养发育中等。呈浅睡眠状态。呼之能睁眼。瞳孔等大，但较小，对光反应不明显。呼吸36次／分钟，但呼吸尚平稳。面色正常。咽充血，口腔黏膜清洁。颈无抵抗，无颅神经麻痹表现。两肺呼吸音清，心音有力，心率130次／分钟，未闻杂音。腹软，全腹无压痛。肝脾未触及。四肢活动无障碍，未引出病理反射。

观察治疗

根据症状，可判断宝宝属于急性感染。暂时按照上呼吸道感染处理，静点抗生素治疗。入院第2天，宝宝神志清楚，精神反应好转。颈仍无抵抗，也无病理反射。继续使用原治疗方案。住院第3天体温降至正常。咳嗽明显。作胸部X线检查，心肺未见异常。停静脉点滴抗生素，改用口服抗生素。复查外周血象，白细胞总数恢复正常。为排除癫痫，作脑电图检查中度异常。

查明病因

宝宝诊断为上呼吸道感染，高热惊厥。宝宝以咳嗽、发热为主要症状，可判断感染在上呼吸道。从宝宝抽搐后神志恢复过程，病情的好转、痊愈，可以排除中枢神经系统感染。诊断癫痫依据尚不足，因任何原因所致抽搐，均可引起脑放电异常而出现不同程度的脑电图改变，所以宝宝的脑电图中度异常，并不能作为诊断依据。

中医预防及保健

宝宝患上呼吸道感染时，应对症治疗，以中西医结合治疗为宜。控制宝宝的体温很重要，药物降温或物理降温可交替使用。注意保持室内空气流通，禁食生冷辛辣食品，适当休息，多饮开水等。

【病例 2】宝宝李 XX，男孩，3 个月。因发热、咳嗽伴呼吸困难，住院 3 天。

宝宝症状

宝宝于近 3 天来出现发热，体温波动，38℃左右，同时伴咳喘，咳喘在哭闹时更明显，入睡后减轻，咳嗽声及哭声不嘶哑。宝宝既往情况良好，无类似发作情况。

医院检查

宝宝营养发育中等。神志清楚，精神烦躁。呼吸急促，45 次 / 分钟。可见三凹现象，尤以胸骨上窝下陷更明显。口周发青，口唇轻度发绀。口腔黏膜清洁，咽充血明显。两肺可闻咽喉部下传的痰鸣声，无哮鸣音。心率 150 次 / 分钟，律齐、无杂音。腹软、稍膨隆，无压痛。肝脾未及。四肢末端无发绀。

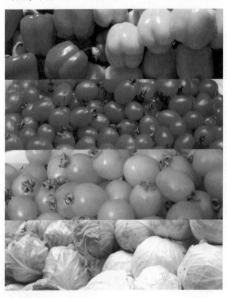

观察治疗

观察：宝宝主要表现为发热、咳喘。从体格检查所见，病变应考虑在咽喉部。考虑到宝宝年龄小，为排除下呼吸道感染，作线胸部检查，心脏未见异常，肺纹理略粗，肺内未见点片阴影。

治疗：根据检查难以判定细菌或病毒感染，静脉点滴红霉素，口服非乃更糖浆，适当应用镇静剂。咽拭子培养阴性。入院后前 3 天宝宝体温在 37.5℃～ 38.5℃间，第 4 天降至正常。咳嗽减轻，哭闹时三凹征程度减轻。继续观察一周，宝宝精神良好，咳嗽基本消失，但胸骨上窝仍有吸气性下陷，同时伴喉鸣声，入睡时减轻。诊断明确，上呼吸道感染痊愈出院。

查明病因

宝宝诊断为先天性喉软骨软化症，并发上呼吸道感染。该病主要表现为喉鸣伴轻度三凹征，轻者间歇出现，入睡后消失，重者则呈持续性。宝宝一般哭声及咳嗽声不哑，呼吸道感染控制后，喉鸣及胸骨上窝下陷表现依然存在，是该病与其他疾病进行区别的主要依据。

中医预防及保健

此病例为先天性喉软骨软化症，预防上感，调摄饮食是关键。建议病变随诊。

【病例 3】宝宝陈 XX，女孩，两岁半。咳喘两小时来诊。

宝宝症状

宝宝日间状况良好，夜间入睡后突然咳喘而醒。咳嗽声哑，似犬吠样，吸气时呼吸困难。阵阵烦躁，未进行体温测量。宝宝睡前曾吃过花生米，未发生呛咳。

医院检查

宝宝营养发育良好，神志清楚，精神烦躁。面色苍白，口周发青。烦躁时嘴唇发绀，三凹征。浅表淋巴结未见肿大。咽稍有充血，扁桃体不大，咽后壁未见肿物。两肺呼吸音粗糙，心音尚可，心率 150 次 / 分钟，律齐。腹软，肝脾未见增大。四肢活动正常，甲床轻度发绀。

观察治疗

宝宝入院后进行吸氧、镇静、静脉用青霉素及氢化可的松处理。经一小时观察，病情仍无缓解，宝宝阵阵烦躁不安，缺氧症状更为明显。三凹征明显，呼吸音减低，心音稍低钝。准备作气管切开。先采用直接喉镜

吸痰，吸出稠黏痰液，并用麻黄素和氢化可的松喷雾。情况有所缓解，呼吸困难减轻，宝宝安静，缺氧表现改善，以后未再加重，未作气管切开。最后经两天治疗，痊愈出院。

查明病因

宝宝诊断为急性喉炎。该病由感染引起，考虑为病毒，常突然起病，多在夜间，上呼吸道症状不明显。无发热或仅有低热。在鉴别方面，应与其他原因引起的喉梗阻区别，如喉部脓肿、喉白喉、过敏引起的喉头水肿、喉软骨软化病继发上呼吸道感染等。

中医预防及保健

通过此病例要提醒家长，宝宝的生理特点为稚阴稚阳，病理特点病变迅速。所以，遇到宝宝出现突发不适时，应迅速到医院治疗，不可怠慢。

宝宝下呼吸道感染疾病

【病例 1】宝宝程 XX，男孩，5 岁。因间断不规则发热、咳嗽多痰 3 个月。

宝宝症状

宝宝于近 3 个月来经常发热，温度一般在 38.5℃左右。长期咳嗽，轻重不等，咳嗽伴痰多，夜间咳嗽重，痰中未见有血。宝宝曾在 8 个月时患腺病毒肺炎，病情重，肺部改变持续两个月才完全吸收。其后每年秋冬及冬春季节转换时期，易得气管炎。

医院检查

宝宝营养发育差，消瘦无力。精神尚可。面色苍白，无缺氧表现，呼吸平稳，活动时呼吸促。颈淋巴结未见增大。气管居中。

左肺下部可闻干鸣及中水泡音，右肺未见异常，呼吸音未减低，叩诊无浊音及鼓音。心音尚可，心率 100 次 / 分钟，律齐，腹软，肝脾未触及。四肢骨、关节未见异常。

观察治疗

宝宝患病时间较长，以呼吸道症状为主，全身其他系统未发现异常阳性所见。首先作胸部 X 线摄片，仅见两肺纹理粗重，左肺下部似有环形阴影，疑有支气管扩张。作断层线片，证实左下肺有支气管扩张存在。未作支气管造影，先按内科保守治疗。

查明病因

宝宝诊断为左下肺支气管扩张。宝宝曾在8个月时患过腺病毒肺炎，可能是该病的原发病。近些年来，由于广泛应用抗生素，感染能得到及时控制，支气管扩张已经十分少见。一些易并发支气管扩张的急性传染病，如麻疹、百日咳等，因开展了计划免疫，发病数量已明显减少。

中医预防及保健

体弱多病易感的宝宝，在恢复期或无病期要适当进行体格锻炼，增强体质，提高抗病能力，也可在医生的指导下，服些提高免疫力的中成药。

【病例2】宝宝庄XX，男孩，8岁。发热、咳嗽6小时来诊。

宝宝症状

宝宝6小时前高热，体温高达39.5℃，发热前无寒战。在发热的同时伴有咳嗽，干咳无痰。胸痛，咳嗽时加重。无皮疹、呕吐、腹泻等表现，声不哑。

医院检查

宝宝营养发育中等。神志清，精神尚可。呼吸平稳，25次／分钟，无缺氧表现。咽充血。扁桃体充血。浅表淋巴结无肿大。两肺可闻湿性啰音。心音尚可，律齐。心率110次／分钟。腹软，肝脾未及。下肢无浮肿。四肢关节无红肿，活动正常。皮肤未见皮疹。

观察治疗

宝宝肺部可闻湿性啰音，作胸部X线检查发现两肺中、下部可见粟粒状阴影。作结核菌素试验，各种浓度均为阴性。服用抗生素控制炎症。治疗一天后，体温仍未下降，其他症状也无加重。又复查胸透，双肺粟粒状阴影已消失，扩展呈斑片状阴影。基本可排除结核。宝宝外公家养了十几只鸽子，宝宝曾与鸽子玩耍。根据此情况，加用泼尼松治疗，第2天体温即降为正常，咳嗽也减轻。应用激素5天，复查胸透，肺部阴影消失。

查明病因

宝宝诊断为过敏性肺炎。宝宝发病急，肺部病变出现速度快，是典型的过敏特征。其过敏原可能为鸽粪中的动物蛋白，即为"养鸽者肺"。与嗜酸细胞性肺炎的不同点为前者外周血中无嗜酸细胞增高。本病除发热、咳嗽外，有时可见呼吸困难、哮喘等表现。

中医预防及保健

由于宝宝禀赋不足，加之空气的污染、饮食的污染，现代视听的污染，学习压力过大，过敏体质孩子的数量逐渐增加。一方面要呼吁全社会对此引起重视，加大治理力度；另一方面，要从宝宝自身体质抓起，中医认为"脾胃为后天之本"，保护宝宝的脾胃非常重要，善待宝宝的脾胃吧！

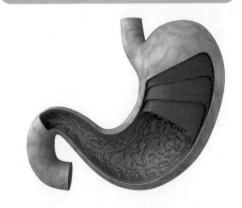

【病例3】宝宝赵XX，女孩，11岁。发热、咳嗽、胸闷一个月，尿频、尿痛3天。

宝宝症状

宝宝于近一个月来持续发热，体温波动在38℃～40℃，不伴寒战。病初有流涕，继而出现咳嗽。咳嗽最初一周为阵发性干咳，后有白黏痰。胸痛、咽痛、腹痛，胸痛在左侧，腹痛位于脐周。伴恶心，无呕吐和腹泻。病后未见皮疹，近3天出现尿频、尿痛。

医院检查

宝宝营养发育中等。精神差。体温39.5℃，口周发青。口唇发绀。呼吸促，35次／分钟。咽充血，扁桃体充血，无脓性分泌物及疱疹。浅表淋巴结未见肿大。左肺下部呼吸音低，叩呈浊音，可闻中湿啰音。心音低钝，心率120次／分钟，率齐，未闻杂音及奔马律。腹软，全腹无压痛，肝未及，脾在左肋下。四肢关节无红肿，活动正常。皮肤未见化脓病灶。

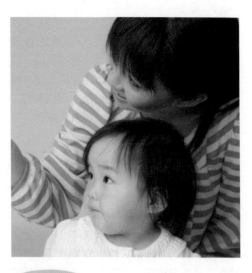

观察治疗

观察：为明确肺部病变，立即进行胸部X线检查，可见右上、下肺有大片阴影，右肋膈角模糊，有少量积液，左下肺外带有带状阴影。进行试验性胸穿，胸腔积液呈橘红色，李凡他试验为阳性，红细胞满视野，偶见白细胞成堆，未找到肿瘤细胞，培养阴性。外周血象白细胞总数偏低，分类中淋巴细胞增高，不支持细菌感染。心脏听诊有漏跳。取血检查狼疮细胞阴性，抗核抗体阴性。作结核菌素试验，大、中、小均为阴性。

治疗：诊断明确，用红霉素治疗。用药5天，体温降至正常，呼吸道症状改善，肺部啰音减少，心电图恢复正常。红霉素应用一周后改服螺旋霉素。经治疗一周，复查胸透，肺部炎症消退，痊愈出院。

查明病因

宝宝诊断为全身性支原体感染，肺炎、胸膜炎、心肌炎、肾炎。支原体通过飞沫传染，常见上、下呼吸道感染，但也可发生全身感染，严重者类似败血症。可侵犯心肌－心包，可并发胸膜炎。支原体呼吸道感染时，咳嗽比较重，初期为干咳，可类似百日咳的阵发性咳嗽，继而痰多。目前用红霉素治疗效果较好。

中医预防及保健

此病例为全身性支原体感染，在应用红霉素及对症治疗外，可结合中药治疗如银翘散加减。护理上注意保持室内空气流通，禁食生冷辛辣食品，适当休息，多饮开水等。

宝宝急、慢性传染病

【病例1】宝宝沈 XX，男孩，1 岁。发热、咳嗽 7 天，出疹 6 天。

宝宝症状

宝宝于近一周来发热，体温维持在 38℃～39℃。病初仅有轻咳，并有流涕。发病第 2 天全身出皮疹，先为红色斑丘疹，继而出现水疱，并结痂，反复出现，新旧共存。用抗生素及抗病毒药治疗，病情无好转，咳喘加重。

医院检查

宝宝营养发育中等，神志清楚，精神差，嗜睡状。面色苍白，呼吸急促，口周发青，唇轻度发绀。头、面部及全身可见广泛密集的脓疱疹，大者如蚕豆，小者如黄豆，周围红晕，已破溃结痂。咽充血。浅表淋巴结未见肿大。两肺可闻痰鸣，干、湿啰音。心脏未见异常。腹胀，肝在右肋下 2cm，脾未及。四肢无异常。龟头和肛门有脓性分泌物。

观察治疗

宝宝入院后经对症处理，应用抗生素，支持疗法，病情无好转。脓性分泌物培养为革兰氏阴性杆菌。经治 8 天无效而死亡。死后进行尸检，有急性间质性肝炎、间质性心肌炎、气管、支气管、肺泡上皮细胞内、气管固有层血管内外皮细胞中均可见核内包涵体。

查明病因

宝宝诊断为原发性水痘肺炎，急性间质性肝炎，间质性心肌炎。水痘并发症较为少见，造成死亡者也少。宝宝可能为免疫功能低下。从宝宝下呼吸道组织中发现核内包涵体，而未见细菌感染的所见，证实为原发性水痘肺炎。

中医预防及保健

发热出疹期要卧床休息多喝水，饮食要选择营养丰富、容易消化的食物如水果蔬菜、牛奶、鸡蛋等，不要吃辛辣的食物和水产；预防受凉感冒，特别不要吹风；房间要经常通风，温湿度要适宜。剪短孩子的指甲，避免抓伤皮疹而引起感染。

【病例2】宝宝庄 XX，男孩，两岁。低热、咳嗽半个月。

宝宝症状

宝宝于半月前出麻疹，麻疹经过顺利。出疹后宝宝精神差，食欲减退。近半月来宝宝发热，体温为 38℃左右。发热以午后或夜间为高，伴声咳，无盗汗、呕吐，按上呼吸道感染治疗，未见明显好转。近两天来咳嗽呈阵发性，有时伴呕吐。

医院检查

宝宝营养发育中等。神志清楚，精神尚可，面色稍苍白。呼吸平稳。咽充血，扁桃体不大。浅表淋巴结未及。两肺呼吸音清，心音尚可，律齐，无杂音。腹软，肝在右肋下 2cm，脾在左肋下 1cm，四肢未见异常。

观察治疗

观察：宝宝半月来发热、咳嗽，考虑为呼吸道感染。因肺部未闻啰音，临床也无呼吸困难等表现，未考虑下呼吸道感染。因急性感染、中毒症状不明显，按病毒感染用中药治疗。宝宝未接种过卡介苗。作肺部X线摄片，左肺门淋巴结呈肿瘤样肿大。

治疗：诊断明确，开始用抗结核治疗，5天后体温降至正常，但咳嗽无减轻。住院治疗3周，带药出院，定期门诊复查。

查明病因

宝宝诊断为原发性肺结核，支气管淋巴结核。原发性肺结核包括原发综合征和支气管淋巴结结核。多数呈慢性经过，也见有高热、急性起病者。咳嗽并非必备的症状。支气管淋巴结结核时，可因肿大的淋巴结压迫气管而出现阵发性咳嗽，类似百日咳，但无回钩。结核菌素试验及肺部X线检查是必要的检查。

中医预防及保健

控制传染源，对活动性结核病人应隔离治疗，病人的食具和排泄物要彻底消毒。适当休息，减少消耗，补充蛋白质和各种维生素。居室要清洁卫生，空气流通。多进行户外活动，增强抵抗力。定期做好预防接种。

宝宝其他感染性疾病

【病例1】宝宝杨XX，男孩，两岁半。发热、咳嗽、流涕、流泪3天。

宝宝症状

宝宝于近3天来发热，体温最高达39℃，同时伴咳嗽，呼吸气促，两眼上翻，两手抽动。立流涕、流泪。全身出现斑丘疹，家长未注意疹出顺序。宝宝未接种过麻疹疫苗。

医院检查

宝宝营养发育中等。体温38.5℃，呼吸38次/分钟，脉搏130次/分钟。面色正常。眼结膜充血，无脓性分泌物。口角及口腔黏膜有少许浅表溃疡，咽充血，扁桃体无肿大，舌质明显充血，颈部可及黄豆至蚕豆大小淋巴结3～4个，两肺呼吸音清。心音尚可，心率130次/分钟，律齐，未闻杂音。腹软，肝脾未及。四肢未见异常，关节无红肿、活动良好。指（趾）端无红肿。全身可见散在斑丘疹。

观察治疗

观察：宝宝有发热、咳嗽、皮疹，可能为病毒感染、感染伴药物疹、细菌感染败血症、儿童类风湿全身型等。有待作必要的实验室检查，同时观察病情的发展情况。

治疗：先用口服抗生素，中药治疗。入院后4天体温仍波动在38℃～39℃。宝宝一般情况尚可。血培养阴性。皮疹未见增加，原来皮疹减消，但指（趾）端出现红肿，无疼痛，考虑为川崎病和儿童类风湿病，全身型。停用抗生素，用阿司匹林治疗。住院一周时，体温降至正常。一周后啊司匹林减量，体温无反复。

查明病因

宝宝诊断为川崎病。该病为宝宝的常见病，主要症状为皮肤、黏膜和淋巴结病变同时存在，但有些体征在发病初期不一定出现，而是随着病情的加重而逐步显现。另外，冠状动脉改变也常见于该病。

中医预防及保健

川崎病为宝宝的常见病，5 岁以内的宝宝多见，川崎病的最大危害是损害冠状动脉。建议多食高营养、易消化的食物，以高热量、高蛋白、高维生素的流质或半流质饮食为主，如鸡蛋糕、果汁饮料、豆浆等。避免食用生、硬、过热、辛辣的刺激性食物。急性发作期以少量流食、多餐为主。中西医结合治疗效果更明显。

【病例 2】 宝宝郝 XX，女孩，3 岁。发热、咳嗽 3 天，颜面及四肢持续性阵挛两天。

宝宝症状

宝宝于近 3 天来发热、咳嗽，体温高度超过 39℃，无寒战。同时伴咳嗽，无呕吐、头痛等表现。第 2 天颜面和四肢出现持续性阵阵痉挛，站立不稳，有恐惧表现。宝宝无外伤史，既往无高热惊厥史。近期内无感染病史。

医院检查

宝宝营养发育中等。神志尚清楚。体温 39.5℃，呼吸 32 次／分钟，脉搏 130 次／分钟。双眼持续性、快速水平震颤，颜面和四肢多发性、游走性肌阵挛。全身肌力低下，站立不稳，向两侧倾倒。不能手握东西，指鼻试验差。膝腱反射减弱。肺可闻湿性啰音，指鼻试验差。膝腱反射减弱。肺可闻湿性啰音。心音尚可，未闻杂音。腹软，肝脾未及。肋间肌和膈肌无麻痹现象。咽充血，吞咽反射存在。

观察治疗

观察：宝宝因发热、肺部有啰音，呼吸道感染可肯定存在，但有关肌无力的病因有待进一步检查。

治疗：用口服抗生素控制感染。胸部 X 线检查，心脏未见异常，两肺内带可见片影。入院后 3 天体温仍高，改用静脉滴注头孢曲松和氢化可的松。治疗 3 天体温正常，一周后肌力相继恢复，两周时行走正常，一切症状和体征消失。

查明病因

宝宝诊断为小儿肌阵挛性脑病，支气管肺炎。宝宝小儿肌阵挛性脑病发病率较低。原因尚不清楚，考虑与病毒感染有关，用激素治疗有效。该病主要表现为眼球持续不自主运动，全身不规则肌阵挛，尤以四肢最为明显。神志清楚，无其他脑征及病理反射。部分宝宝的脑电图检查有异常。

中医预防及保健

小儿肌阵挛性脑病是一种罕见综合征，系指眼球持续性不自主运动和全身（特别是四肢）迅速而不规则的肌阵挛，可持续数月至数年，应用肾上腺皮质激素治疗有效。建议结合中医药、针灸、按摩治疗。

【病例 3】宝宝董 XX，女孩，1 岁。发热，咳嗽 20 天。

宝宝症状

宝宝于 20 天来有发热症状，体温在 38℃～39℃之间。不伴寒战。在发热的同时伴有咳嗽，病初无痰，近一周来痰多。病后无呕吐，未抽搐，但精神差、不爱动、肢体无力。

医院检查

宝宝体温 38.5℃。营养发育中等。神志清楚，精神萎靡，时有烦躁。前囟未闭，略紧张。呼吸平稳 32 次 / 分钟。面色正常。咽部无充血。两肺呼吸音清。心音尚可，心率 130 次 / 分钟，律齐。腹软，肝脾未及。双下肢肌力低下，两侧减低程度不等，上肢肌力尚可。

观察治疗

观察：宝宝主要表现为下肢软瘫，且两侧程度不对称，考虑可能为肠道病毒感染，埃可或柯萨奇病毒感染。查外周血象，白细胞总数及分类无特殊异常。作腰穿检查脑脊液，脑脊液不易流出，用空针抽出稠厚脓液少许，镜检脓细胞满视野，培养为变形杆菌。

治疗：按化脓性脑膜炎用菌必治、氨苄西林治疗，同时加用氢化可的松。经半月治疗，体温降为正常，但下肢瘫痪无好转。疑为椎管内脓肿。作核磁共振，于胸 11 至腰 5 可见肿物。手术证实为脊髓外表皮样囊肿合并感染。

查明病因

宝宝诊断为脊髓外囊肿并发感染。脊髓肿瘤分为上皮样囊肿和皮样囊肿等。上皮样囊肿多发于腰部，也可见于颈段和腰段。主要表现为感觉和运动障碍，尚有疼痛，属于肿瘤所在部位水平的神经根损伤及此水平以下长束受累的症状和体征。皮样囊肿和上皮样囊肿易发生继发感染，以及脑膜炎。既往确诊，主要依靠脊柱 X 线平片和脊髓碘油造影。目前核磁共振检查。治疗主要为手术切除肿瘤。

中医预防及保健

脊髓外囊肿治疗应以手术为主，术后可结合中药康复治疗。

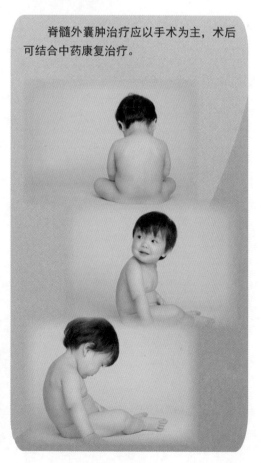

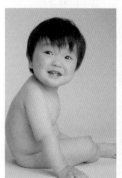
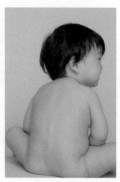

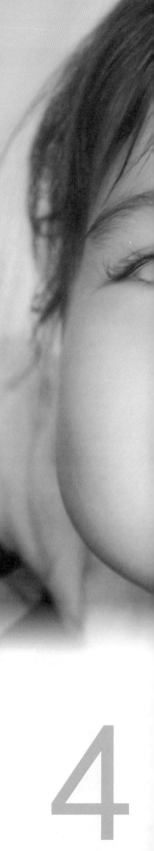

宝宝尿色异常早知道

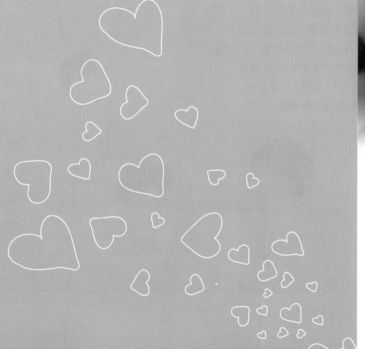

4

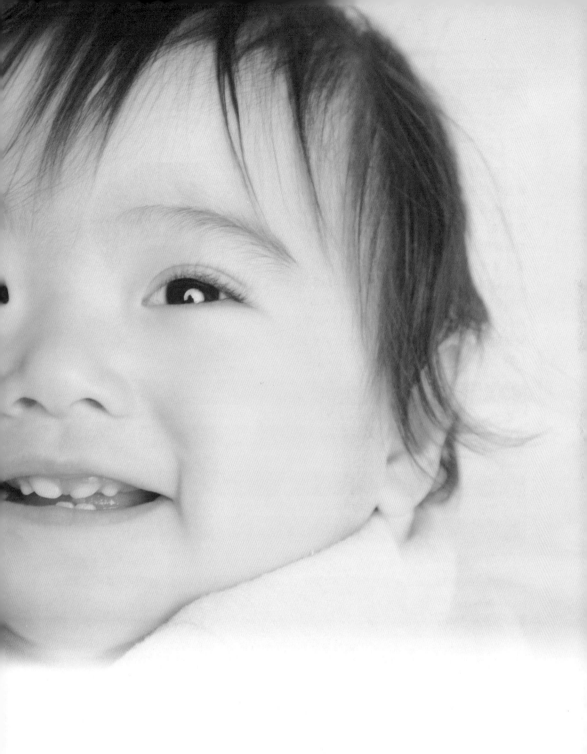

家长必备宝宝尿色异常常识

如何定义宝宝尿色异常

宝宝尿液中含有尿黄素，家长可以观察到宝宝正常尿液的颜色为浅黄色。宝宝尿色的深浅与宝宝尿量多少、所食用的食物和药物有关，家长在判断宝宝尿色异常时，应注意排除掉上述因素。另外，在为宝宝作尿检时，家长要先为宝宝清洗尿道口，男孩应将包皮上翻后清洗干净再留尿，必要时取中段尿液或导尿检查。在医学上，宝宝尿色异常可分为血尿、血红蛋白尿、脓尿和乳糜尿4种类型，家长可通过宝宝尿液的颜色变化进行简单的判断。

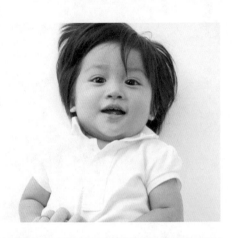

血尿	肉眼血尿：用眼睛直接可以看出宝宝的尿色呈洗肉水、血样或血凝块。
	镜下血尿：用眼睛看宝宝的尿色外观无改变，须通过显微镜检查才能发现尿中有红细胞。
血红蛋白尿	尿色似酱油色，在显微镜下检查，无红细胞或仅有少许红细胞，联苯胺试验呈强阳。
脓尿	肉眼脓尿：宝宝尿色不清亮、呈乳白色，有时见脓块。
	镜下脓尿：白细胞仅在显微镜下可见，超过5个，宝宝尿色可无改变。
乳糜尿	乳糜血尿：宝宝尿液中含有血液，量多时呈粉红色。
	乳糜脓尿：宝宝尿液中含有较多量的白细胞。

引发宝宝尿色异常常见疾病

宝宝血尿的病因	
泌尿系感染	肾盂肾炎，膀胱尿道炎，肾结核、膀胱结核等。
泌尿系结石	肾结石，输尿管结石，膀胱结石，尿道结石等。
泌尿系畸形	先天性多囊肾，海绵肾，肾动脉畸形，孤立肾等。
各种肾炎	链球菌感染后肾炎，病毒性肾炎，家族性肾炎，遗传性肾炎，IgA肾病，肾炎肾病，继发性肾炎等。
全身性疾病	血液病中的血小板减少性紫癜、血友病、白血病、再生障碍性贫血，过敏性紫癜、恶性组织细胞病等。
	感染性疾病中的猩红热、流行性脑脊髓膜炎、流行性出血热、钩端螺旋体病、丝虫病、血吸虫病、细菌性心内膜炎等。

全身性疾病	结缔组织病中的全身性红斑狼疮、结节性多动脉炎、风湿热、皮肌炎、肺出血肾炎综合征等。
	内分泌病中的糖尿病、甲状旁腺功能亢进等。
理化因素	磺胺、山道年、环磷酰胺、抗凝剂、静脉输入大量甘露醇或山梨醇等药物，汞、砷中毒，放射线、异物等。
其他原因	运动后血尿，良性血尿等。

宝宝血红蛋白尿的病因	
先天性溶血	红细胞膜缺陷，如遗传性球形细胞增多症、口形细胞增多症。
	红细胞酶缺陷，如葡萄糖-6-磷酸脱氢酶缺乏症。
	血红蛋白异常，如地中海贫血、镰状细胞贫血。
后天性溶血	自身免疫性溶血：有特发性冷凝集素病、阵发性寒冷性血红蛋白尿、血型不合溶血性血红蛋白尿，包括血型不合输血反应。
	非免疫性溶血：见于药物性、感染性、阵发性睡眠性血红蛋白尿，阵发性行军性血红蛋白尿，动植物因素（蛇毒、毒蕈中毒），重度烧伤等。

宝宝脓尿的病因	
上尿路疾病	急性及慢性肾盂肾炎，肾周围脓肿，肾脓肿，肾结核，坏死性肾乳头炎，寄生虫病（丝虫病、肾包虫囊肿，阿米巴病等）。
	血红蛋白异常，如地中海贫血、镰状细胞贫血。
下尿路疾病	膀胱炎、膀胱憩室合并感染，血吸虫病，尿道炎，尿道憩室合并感染等。
泌尿系统邻近器官及组织疾病	输尿管周围炎及输尿管周围脓肿，阑尾周围脓肿，盆腔脓肿等。

宝宝乳糜尿的病因	
腹部淋巴道阻塞	如丝虫病、腹腔结核、腹腔肿瘤、腹部创伤或手术。
胸导管阻塞	见于丝虫病、胸腔纵隔肿物、胸部创伤或手术等。
原发性淋巴管系统疾病	如肾盂肾炎、疟疾、包虫病等。

根据宝宝症状判断尿色异常病因

血尿或脓尿伴尿频、尿急、尿痛	见于下尿路感染及泌尿系结石。
头痛、呕吐	见于急性肾炎高血压，或者小儿泌尿系感染、急性溶血性血红蛋白尿。
血尿伴上呼吸道感染	应考虑链球菌感染后肾炎。
血尿伴关节痛、皮疹	应注意结缔组织病。
血尿伴有皮肤出血点或紫斑	应考虑血液系统病、过敏性紫癜。
血尿伴轻度浮肿	见于急性肾炎，浮肿较明显时，注意慢性肾炎、肾炎肾病。
血尿伴脓尿	见于泌尿系感染、泌尿系结石、泌尿系结核。
血红蛋白尿伴明显的黄疸	见于溶血性黄疸、溶血性贫血。
乳糜尿	伴有腰痛、腹痛、头痛、呕吐、恶心。
乳糜胸腔积液	呼吸困难、胸痛。
皮疹	可见药源性血尿及血红蛋白尿，也可见于各种感染性疾病。

宝宝尿色异常的一般处理

　　引起宝宝尿色异常的疾病有很多，最基本的治疗原则就是对症治疗。宝宝出现尿色异常情况之后，家长可酌情处理。症状轻微时，一般无须特殊治疗。症状严重时，如出现急性心力衰竭、急性肾功能衰竭、急性脑病、休克时，要注意保持宝宝水和电解质的平衡，供给宝宝足够的热量。当宝宝长时间少尿或病情危重时，家长可选择透析治疗，同时注意给氧、镇静、预防继发性感染。

宝宝尿色异常典型病例解析

宝宝泌尿系统疾病

【病例1】宝宝李 XX，男孩，两岁半。一周来排尿困难，下腹部疼痛。

宝宝症状

宝宝于近一周来下腹疼痛，尿频、量少，排尿困难，但无尿痛、尿急表现，无发热。经清洗阴部后，情况有所好转，两天后症状又起，同时在宝宝尿液的最后几滴出现鲜红色的血液。

医院检查

宝宝体温 36.3℃，呼吸 32 次 / 分钟，脉搏 126 次 / 分钟。宝宝营养发育中等。神志清楚，精神尚可，面色正常，眼睑无浮肿，口腔黏膜清洁，咽部无充血。宝宝颈淋巴结未见肿大。两肺呼吸音正常。心音有力，心律齐，未闻杂音。腹软，肝、脾未及。全腹无压痛，未及肿块。双下肢无浮肿。皮肤未见出血点。包皮长，包皮口稍红。

观察治疗

观察：宝宝排尿困难，有尿频，无尿痛，下腹疼痛。家长发现在排尿的终末时尿中有鲜血，但从未检查过尿液。尿常规检查未见异常，住院第 3 天，宝宝突然哭闹，下腹部痛，面色苍白，唇色浅淡。立即用镇静剂使宝宝入睡。后在睡中又醒，排尿为血尿。

治疗：为宝宝作腹部 X 片平片，于膀胱后尿道口有可疑结石数块，米粒至绿豆大小，有一个黄豆大。暂用内科保守治疗，用阿托品解痉止痛，用中药化石汤。嘱出院观察，如再次发作去外科处理。

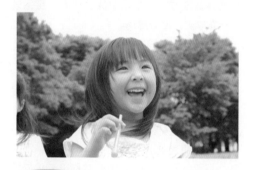

查明病因

宝宝诊断为膀胱、后尿道口结石。膀胱结石主要表现为血尿，也可见下腹部疼痛，排尿困难，尿流中断，宝宝血尿见于终末期。对于宝宝出现下腹部剧烈的阵发性疼痛时，家长要注意排尿情况、尿色变化、有无颗粒状物排出。稍大的、不能被 X 片透过的结石，可用腹平片诊断结石存在；较小的、可被 X 片透过的结石，腹部平片也难以发现。处理原则为先内科保守处理，西药对症，加用中药。结石较大难以排出，剧痛发作频繁，血尿量多且持久者，应考虑手术处理。

中医预防及保健

尿道结石的治疗方法有以下几种：非手术治疗适用于结石小的或泥沙样的结石，结石位置有向下移动倾向、肾功能无明显影响、无尿路感染的患者应大量饮水，不仅能够可以增加尿量，而且起到冲洗尿路的作用。另外则需要手术治疗。

【病例2】宝宝 XX，女孩，8 岁。发热、咳喘一天多，眼睑和下肢浮肿。

宝宝症状

宝宝于近一天来发热，体温在 38℃左右，咳喘明显，无流涕表现，呼吸急促。第 2 天出现憋喘、胸闷、烦躁不安，无头痛、呕吐表现。宝宝眼睑浮肿，下肢也见浮肿。病后尿量及尿次减少，未注意尿色改变。宝宝既往无咳喘史，无心脏病。

医院检查

宝宝面色苍白、发灰，呼吸急促，鼻翼扇动，口周发绀，唇发青。眼睑轻度浮肿。神志清楚，精神萎靡，时而烦躁。被迫半卧位。颈静脉无明显怒张，颈动脉搏动不显。咽充血，扁桃体不大。两侧胸廓对称，未见局限性膨隆。两肺呼吸音粗糙，散在干鸣，两下肺可闻湿性啰音。心音低钝，心率快速，律齐，未闻杂音及奔马律。腹软、膨隆，移动性浊音。双下肢轻度可凹性水肿，指（趾）端轻度发绀。

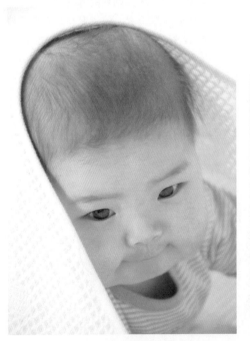

观察治疗

观察：宝宝以呼吸道症状为主，有发热，考虑呼吸道感染可能性大，肺部有干、湿啰音，病变在下呼吸道。浮肿、心率快、缺氧明显，考虑并发心力衰竭。

治疗：采用利尿、镇静、吸氧，静脉点滴青霉素。左心衰竭存在，应用洋地黄快速制剂西地兰。4 天后，停用西地兰，继用利尿剂，加用 10% 氯化钾口服。至住院第 1 周末，尿量增多，浮肿减轻，肝脏缩小。至第 2 周初，尿量明显增加，血压降至正常，浮肿消退。停用利尿剂。住院 3 周好转出院。

查明病因

宝宝诊断为急性链球菌感染后肾炎，并发全心衰竭，洋地黄过量反应。心力衰竭是宝宝急性肾炎常见的、严重的并发症，是急性肾炎致死的主要原因。常先出现左心衰竭，以咳喘为主，易误诊为哮喘或肺炎并发心力衰竭，应注意进行区别。

中医预防及保健

小儿急性肾病是一种常见的儿童疾病，严重影响患儿的健康和发育，如果不及时治疗或者治疗不当，很可能引发多种并发症。饮食要戒盐，不宜吃含蛋白质过多的食物，包括肉、类蛋类和含植物蛋白较高的豆类等，减少入水量，不提倡吃太多水果。中西医结合疗效更好。

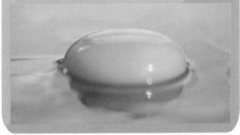

宝宝结缔组织病

> 【病例 1】宝宝陈 XX，男孩，5 岁。发热 3 天，一天来出紫癜。

宝宝症状

宝宝近 3 天开始发热，体温在 38℃左右，有轻度流涕，无咳嗽。一天来四肢出现紫斑，以下肢为多，不痛、不痒。双踝关节痛，而且有肿胀，活动受限。大便正常，未注意尿色有无变化。

医院检查

宝宝营养发育中等，体温 38.2℃，神志清楚，精神尚可，呼吸平稳，面色正常。眼睑无浮肿，口腔黏膜清洁，咽稍充血，扁桃体不大，颈淋巴结未及。两肺呼吸音正常，心音尚可，律齐，未闻杂音。腹不胀，全腹软无压痛。肝、脾未及。双下肢可见大小不等的紫红色斑，突出皮肤，双踝关节肿胀。

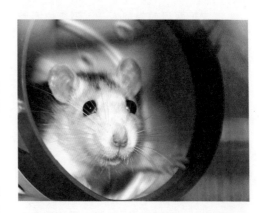

观察治疗

观察：宝宝住院第 3 天出现呕吐，便血，腹部未及肿块。大便呈血水样，量多，次数频繁，同时出现肉眼血尿。

治疗：宝宝住院后用中药治疗。禁食，氢化可的松静脉点滴。禁食两天后便血基本控制，继用原治疗。禁食一周后，开始喂少量米汤，逐步加量，经一周而改为正常无渣无动物蛋白饮食。住院一个月出院，紫癜仍时有新的出现。

查明病因

宝宝诊断为过敏性紫癜并发肾炎。本病属于变应性或过敏性血管炎，但多数宝宝往往找不到过敏原，主要表现为在急性期、恢复期出现尿异常，以血尿为主，也可为蛋白尿。个别宝宝先有血尿而后出现紫癜，称无紫癜性紫癜肾炎。血尿可持久两年以上，多数宝宝可以自愈，也有死于高血压、氮质血症、肾功能衰竭，多见于增殖性肾小球肾炎。

中医预防及保健

过敏性紫癜是一种较常见的出血病之一。病因有感染、食物过敏、药物过敏、花粉、昆虫咬伤等所致的过敏等，儿童及青少年较多见。急性期应卧床休息，寻找致敏因素，对可疑的食物或药物应暂时不用，注意保暖，防止感冒。控制和预防感染。急症期治疗办法是对症处理及肾上腺皮质激素的应用，恢复期以中医治疗为好。

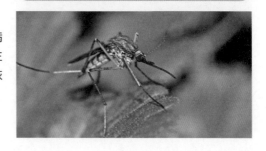

【病例2】宝宝张 XX，男孩，8 岁。低热、血尿两周。

宝宝症状

宝宝于两周前额部发烫，测量体温为 38℃。宝宝本人无任何不适，无咳嗽、流涕表现，也无呕吐、腹泻，照常上学。曾服用抗生素治疗。一周后体温仍无下降，改服中药，尿色较深。

医院检查

宝宝营养发育中等。神志清楚，精神尚可。无急、慢性病容。面色正常。体温稍高。眼睑无浮肿，巩膜不发黄。口腔粘膜清洁，咽部无充血，扁桃体不大。颈淋巴结数个，黄豆大小，无压痛及粘连。两肺呼吸音正常。心音尚可，心律齐，未闻杂音。腹软，肝、脾未及。双下肢无浮肿。各关节无红肿。皮肤未见皮疹。

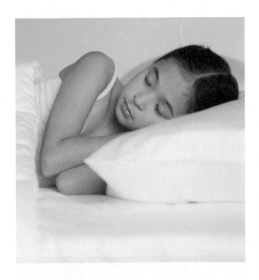

观察治疗

观察：宝宝轻度贫血，血小板稍减少，白细胞正常低限，血沉增快，尿异常为镜下血尿。肺部无结核病变。肾盂造影除外了泌尿系先天畸形和后天严重感染。为除外狼疮性肾炎，取血检查狼疮细胞及抗核抗体，结果均为阳性。

治疗：用泼尼松治疗，按每天 2mg／kg 计算。宝宝用药 4 天后体温降为正常。

查明病因

宝宝诊断为狼疮性肾炎。肾脏是全身性红斑狼疮最易累及的脏器，对全身性红斑狼疮宝宝进行常规肾组织活检时，50% ～ 60% 有肾脏病变，在死亡病例中几乎达到百分之百。宝宝张 XX 的特点是除低热外，仅有血尿，而无其他全身性红斑狼疮的症状。对于不典型的肾炎，应考虑到狼疮性肾炎的可能，应查全血细胞，包括血小板。全血细胞减少，是全身性红斑狼疮的特点之一。

中医预防及保健

狼疮性肾炎是由红斑狼疮引起的肾炎，狼疮肾炎的治疗颇为复杂，疗程长，有些病人要终生服用小量激素，病情变化时又经常要调整剂量，治疗过度可能会引起严重的副作用。因此，病人坚持复诊很重要，定期到医院检查小便，查血常规、血生化以及必要的血清学检查。狼疮肾炎患者应摄取足够的营养，如蛋白质、维生素、矿物质，饮食以清淡为宜。水分、盐分宜作适度限制。避免紫外线照射及食用刺激性食物。中医中药辨证施治可提高疗效、减少症状和减少西药的副作用。

宝宝感染性疾病

【病例1】宝宝顾楷瑞，男孩，12岁。发热5天伴出血点，烦躁不安、面色发灰。

宝宝症状

宝宝于近5天来持续发热、头痛、四肢酸痛，但关节无红肿，活动不受限。发病第2天皮肤见出血点，以胸骨及上肢为多，针尖大小，同时鼻衄两次，量不多。面部与上半身发红，与体温增高程度无关。3天后宝宝出现呕吐、腹泻。每天呕吐4～5次，与进食无关。腹泻3～5次，为消化不良便，未见脓血，内含水分中等量。半天来宝宝烦躁不安，面色先苍白后发灰，尿少。

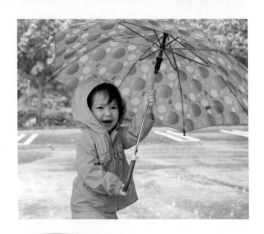

医院检查

宝宝体温39.5℃。营养发育中等。神志清楚，精神萎靡，时而烦躁。急性病容，呼吸急促，面色发灰，口周发青，唇色轻度发绀。球结膜轻度充血。口腔黏膜可见陈旧出血点，咽充血，扁桃体不大。胸背部可见散在出血点，但色已发暗。两肺呼吸音正常，心音低钝，心率快、律齐，未闻杂音。腹软，脐周有轻度压痛，肝、脾未及。下肢轻度浮肿，肢端发凉、轻度发绀。

观察治疗

宝宝休克伴有发热，先按感染性休克处理。首先进行扩容，同时用血管扩张药多巴胺和阿拉明，镇静，给氧，在用抗生素的同时加氢化可的松。因宝宝心音低钝，心率快，应用速效洋地黄制剂。经24小时的抢救，血压上升，面色也有好转。但呼吸仍然急促，尿量少，下肢浮肿明显，休克有所好转。

查明病因

宝宝诊断为流行性出血热。本病为急性病毒性传染病，可经蚊、蜱、鼠类等传播。主要表现为发热、出血、肾损伤三种症状。本病的表现具有典型性特征：病初可见三红表现，即面、颈和上胸部皮肤潮红；继而有三痛，即头痛、腰痛和四肢酸痛；尚有三联症，即呕吐、腹胀及腹泻。用免疫荧光法测流行性出血热抗原或抗体，可作出病原学诊断。

中医预防及保健

流行性出血热又称肾综合征出血热，是由流行性出血热病毒引起的自然疫源性疾病，流行广，病情危急，病死率高，危害极大。加强预防、早期诊断、积极治疗是关键。

【病例2】宝宝潘XX，男孩，6岁。发热两天，出皮疹一天。

宝宝症状

宝宝于近两天发热，体温在38.5℃左右，有流涕、咽痛，无咳嗽。第2天晨起发现宝宝全身出皮疹，为红色丘疹。体温不降，下午升至39℃。宝宝既往未曾患过猩红热，无猩红热接触史。

医院检查

宝宝体温39℃，呼吸26次/分钟，脉搏120次/分钟。营养发育中等。呼吸平稳。眼睑无浮肿，脸部较多红丘疹，但无口周苍白圈。舌质绛红，乳头明显。口腔黏膜清洁，咽充血，扁桃体肿大、充血。颈淋巴结可及，黄豆大小，无压痛及粘连。两肺呼吸音正常，心音有力，律齐，未闻杂音。腹平坦，全腹软无压痛，肝、脾未及。下肢无浮肿，关节无肿胀。全身密集红色丘疹，部分融合，贫血性皮肤划痕现象阳性。

观察治疗

观察：从宝宝发病过程，皮疹的形态和分布情况，仍应考虑为猩红热。

治疗：用青霉素治疗。宝宝住院第3天，体温降至正常，用青霉素一周停药。指端出现脱皮，其他部位可见脱屑。宝宝住院10天出院。出院前查尿，蛋白已消失。

查明病因

宝宝诊断为猩红热并发肾炎。该病肾炎多发生于病程的第3周左右，肾炎的病程约4周，多数可痊愈，少数可迁延成慢性，甚至发生尿毒症。宝宝在入院时尿检查有蛋白，随体温正常而消失，系热性蛋白尿，并非为肾炎所见。

中医预防及保健

猩红热是一种以发热及出现猩红热皮疹为特点的疾病，中医称为丹痧或烂喉丹痧。猩红热病菌存在于患病宝宝的鼻、咽部的分泌物中，通过飞沫散布在空中，使健康人吸入后被传染。建议患病宝宝中西医结合治疗，西医多采用青霉素治疗，中医以清热解毒治疗为主。患病宝宝要多饮水，食用易消化食品，并注意隔离休息以免发生传染。

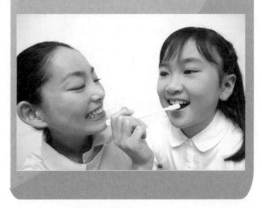

宝宝血液系统疾病

【病例 1】宝宝金 XX，男孩，3 岁。发热 3 天，一天来出现黄疸和酱油色尿。

宝宝症状

宝宝 3 天前受凉后高热 39℃以上，同时伴有寒战、四肢末端发凉。无流涕、咳嗽等呼吸道表现。也无尿频、尿痛、尿急现象。口服氨苄西林治疗，未见效。巩膜和皮肤发黄，同时尿色呈酱油色。宝宝精神差，时而烦躁。宝宝既往无黄疸，家族中无肝炎患者。

医院检查

宝宝体温 39.3℃，呼吸 32 次／分钟，脉搏 130 次／分钟。宝宝营养发育中等，神志清楚，精神萎靡，急性病容。面色苍白，唇色淡。巩膜明显发黄，眼睑无浮肿。口腔黏膜清洁，咽充血，扁桃体不大。颈部淋巴结未及。两肺呼吸音正常，心音尚可，率快、心律齐，心尖部可闻轻度收缩期杂音。腹软、胀满，肝脏未及，脾在左肋下。全腹无压痛。四肢活动正常，下肢无浮肿。皮肤未见出血点。

观察治疗

观察：宝宝急性发病，伴寒战，同时有黄疸，急性感染不能除外。先用青霉素和氨苄西林静脉点滴。黄疸伴血红蛋白尿，溶血比较明确。引起溶血的病因众多，也可见于急性感染。

治疗：应用氢化可的松静脉点滴。治疗一周，病情无发展，但也无明显好转，加用环磷酰胺。又经两周治疗，病情好转。泼尼松开始减量。激素总疗程 4 周、环磷酰胺 3 周，停药后观察一周后出院。

查明病因

宝宝诊断为阵发性寒冷性血红蛋白尿。本病多发生在受冷后发病。起病急，出现急性血管内溶血，出现发热、贫血和血红蛋白尿。发热常伴寒战，可有腹痛或腰背痛。本病的自身抗体属寒冷型，32℃以下才反应活跃，0℃～4℃反应最强。本病的慢性型与寒冷无关，常并发于病毒性传染病，如麻疹、水痘、流行性腮腺炎等，以慢性溶血性贫血为主要表现。

中医预防及保健

阵发性寒冷性血红蛋白尿，是全身或局部受寒后突然发生的以血红蛋白尿为特征的一种罕见疾病，在治疗上应以对症治疗为主。

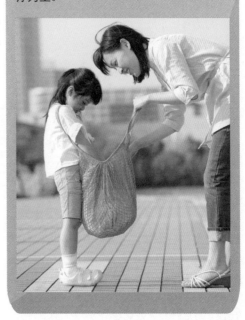

【病例2】宝宝申XX，女孩，11岁。发热一周，伴头痛、头晕、肢体疼痛，一天来有出血倾向。

宝宝症状

宝宝近5天来发热，体温为38℃～39℃，不伴寒战。无流涕、咳嗽等上呼吸道症状。头痛，无定位，起坐或活动时头晕，但无呕吐。四肢感不适，稍有疼痛、难受，但行走不受影响。近一天来见皮肤出红点、粪便稀，颜色暗红，继而面色苍白、气短、心慌。病后无尿频、尿急、尿痛表现。

医院检查

宝宝体温38.3℃，呼吸28次/分钟，脉搏120次/分钟。宝宝营养发育尚可。宝宝神志清楚，精神不振、呈嗜睡状。急性病容，呼吸稍急促。面色苍白，唇色发淡。眼睑无浮肿，巩膜黄染，口腔黏膜清洁，咽部无充血，扁桃体不大。两肺呼吸音粗糙，心音低钝，律齐，心尖部可闻轻度收缩期杂音。宝宝腹部胀满，无移动性浊音。肝在右肋下2cm，剑突下2cm，脾在左肋下1.5cm。四肢关节无红肿，活动正常。皮肤见暗红色出血点及紫斑，以下肢为多。下肢无浮肿。

观察治疗

观察：宝宝的主要症状为发热，头痛，巩膜发黄，肝脾增大。经检查可见贫血、溶血、血小板减少，尿有改变，消化道有出血，应考虑溶血性尿毒综合征。但血尿素氮基本正常，尿少不明显。

治疗：采取对症处理，用潘生丁和阿司匹林治疗血小板凝集，肝素预防弥漫性血管内凝血，氢化可的松静点。经上述治疗后病情无好转，黄疸加重，面色更苍白，出血倾向仍明显。住院第2天宝宝出现抽搐，为全身性，体温不高，为37.5℃。抽搐后神志不清。立即用甘露醇降颅压。眼底检查，视网膜有出血。最后抢救无效死亡。

查明病因

宝宝诊断为血栓性血小板减少性紫癜，宝宝多脏器损害。该病病死率高，主要致死原因为中枢神经系统病变。宝宝常见表现为发热、中枢神经系统受损、血小板减少、溶血性贫血和肾脏病变。本病无特异治法，主要为对症处理。治疗原则与溶血性尿毒综合征相似。

中医预防及保健

血栓性血小板减少性紫癜，为一种罕见的微血管血栓出血综合征。预防护理上，急性发作期应卧床休息，饮食以高蛋白、高维生素及易消化食物为主。如有口腔黏膜与齿龈出血，应加强口腔护理。春、夏之际易发本病，谨防感冒。因此，在此期间要注意避免受凉、感冒，以免诱发发作。

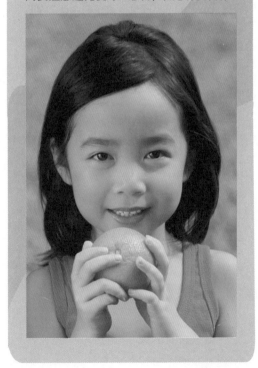

宝宝药物毒物所致尿色异常

【病例】宝宝王 XX，男孩，两岁。发热一天，伴精神不振、易惊。

宝宝症状

宝宝起床后精神不振，时而烦躁哭闹，呕吐一次非喷射性，体温 39℃。无明显流涕、咳嗽等呼吸道症状。下午体温降至 39℃以下，但宝宝时有惊跳，精神萎靡，面色发灰。前胸及颈部有出血点。作腰穿，脑脊液未见异常。宝宝未接种过流脑菌苗。

医院检查

宝宝体温 39℃，呼吸 34 次／分钟，脉搏 130 次／分钟。宝宝营养发育尚可。神志清楚，呈嗜睡状。面色发灰，唇轻度发绀。咽充血。颈淋巴结未及。颈抵抗可疑。两肺呼吸音粗糙，未闻干、湿啰音。心音低钝，心律齐，未闻杂音。腹软，全腹无压痛。四肢活动不受限。颈和前胸可见散在出血点十多个，臀部可见两个出血斑。

观察治疗

观察：宝宝发病急，伴高热，精神极差，体温不高，伴有惊跳，应注意中枢神经系统感染。体格检查发现有出血，且在增多，流脑应考虑。虽脑脊液检查未见异常，尚处在菌血症阶段。

治疗：用静脉点滴青霉素，加用氢化可的松。降温、给氧。入院后一小时排尿一次，呈鲜红色，镜检红细胞满视野。住院后出血点未再增加，病情稳定。第 2 天体温未超过 39℃，精神有好转，未再出现肉眼血尿，镜检尚有红细胞。第 3 天体温正常，镜下血尿消失，口周出现疱疹。停用静脉点滴氢化可的松，青霉素减量。用药 5 天停药。

查明病因

宝宝诊断为流行性脑脊髓膜炎，菌血症期，药源性血尿。宝宝患有流脑，一般在病程 3～4 天时常见口周疱疹。曾有专家提出出现疱疹证明预后良好，但无确切的科学依据。一般情况下，如果能安全地存活到病程 3～4 天者，一般不会有生命危险。流脑的危险期在菌血症期，病后 24～48 小时是病情剧变的时期，3 天后即安全。

中医预防及保健

流行性脑脊髓膜炎简称流脑，是由脑膜炎双球菌引起的化脓性脑膜炎。临床表现为发热、头痛、呕吐、皮肤黏膜瘀点。属于呼吸道传染病。预防流脑最有效的方法是接种流脑疫苗，在流脑的流行季节，最好不要带孩子到人群密集的公共场所，居室要早晚通风，勤晒衣被，定期消毒儿童玩具。孩子饭前便后要用香皂或洗手液洗手，同时要坚持运动锻炼，提高身体抵抗力。如出现头疼、发烧并出现皮肤瘀斑等症状，要引起警惕，立即到正规医院就医。

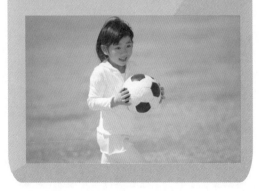

宝宝其他系统疾病

【病例】宝宝李XX，男孩，13岁。3小时内尿色呈深棕色，全身乏力，下肢疼痛。

宝宝症状

宝宝剧烈运动后下肢疼痛，全身乏力。尿液颜色呈深棕色。无发热、咳嗽、腹泻、呕吐等消化道及呼吸系感染症状。宝宝过去曾有过两次类似情况，经过2～3天可恢复正常。平时一般活动时有无此种情况，未加注意。

医院检查

宝宝体温37.3℃，呼吸26次/分钟，脉搏98次/分钟。宝宝营养发育良好。呼吸平稳，面色正常，眼睑无浮肿，巩膜轻度黄染。咽部无充血，扁桃体不大。颈淋巴结未及。两肺呼吸音正常。心音有力，律齐，未闻杂音。腹软不胀，肝、脾未及。四肢活动正常，关节无红肿，下肢肌肉无压痛。皮肤未见出血点及皮疹。

观察治疗

宝宝进行各项检查，除巩膜有轻度黄染外，未见其他异常。尿色深但未作常规检查，性质不明。宝宝肯定为溶血，伴有血红蛋白尿，自身免疫性溶血基本可排除，慢性溶血因脾脏不大，红细胞未见特殊，也不支持。宝宝未用过特殊饮食及药品，无尿毒症及肾功能异常。住院观察5天，尿色变浅，黄疸渐消。尿常规及联苯胺试验均为阴性。未经治疗而痊愈出院。

查明病因

宝宝诊断为阵发性行军性血红蛋白尿。本病多见于战士，在长途行军中发生，一般在强烈的运动后两小时左右出现血红蛋白尿，伴有全身不适、疲乏感、后腰部及下肢疼痛等症状。偶见黄疸、肝脾肿大、贫血，个别可有急性肾功能衰竭。

中医预防及保健

行军性血红蛋白尿是一种很少见的、暂时性血管内溶血和血红蛋白尿。应以预防为主，在以后的运动中穿着有弹性且厚度合适的运动鞋、选择适当的场地、纠正不良的运动姿势、调整运动量，以减少或避免复发。

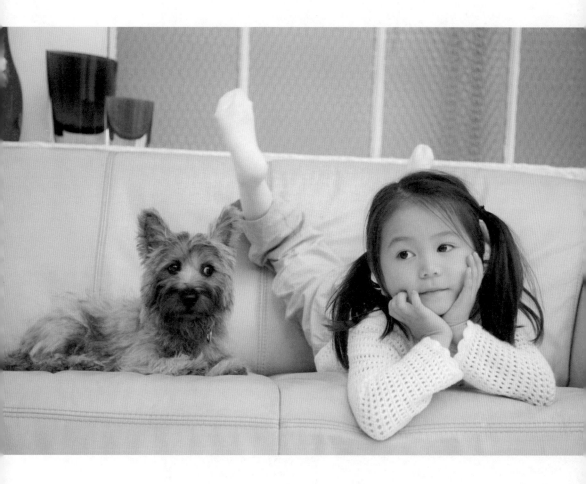

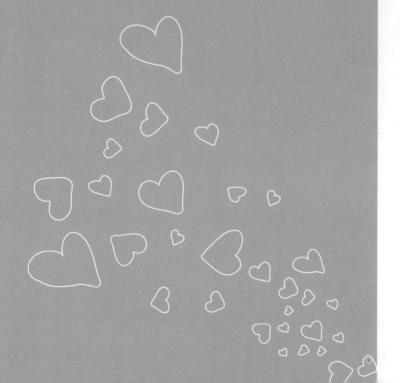

宝宝排尿异常早知道

5

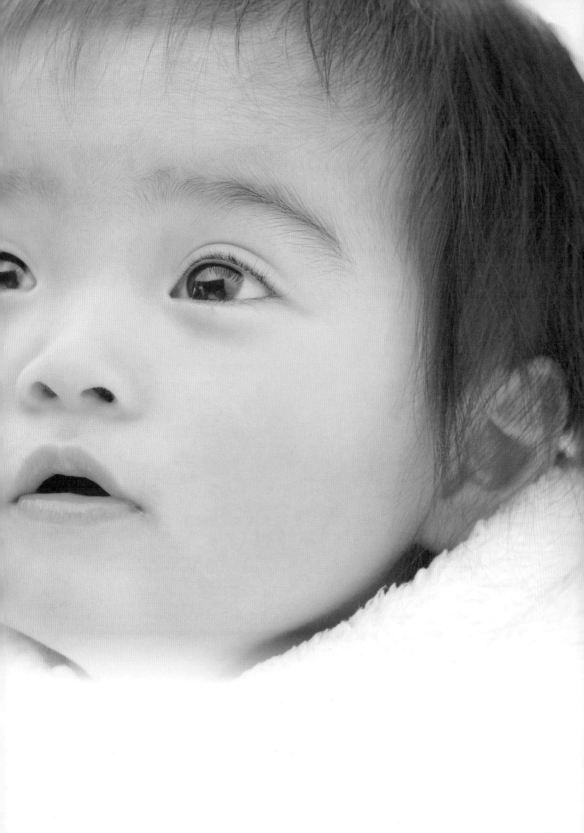

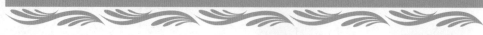

家长必备宝宝排尿异常常识

如何定义宝宝排尿异常

　　宝宝排尿异常包括宝宝尿量异常和排尿困难或不畅。一般情况下，宝宝尿量的多少与摄入的水量成正比，另外还受饮食、环境、气温、活动量等影响。宝宝尿量过多或过少，是指明显超过或少于每天的尿量。家长可通过日常肉眼观察，即可作出判断。

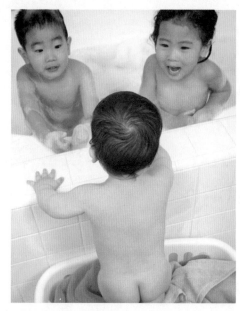

宝宝尿量异常	正常尿量	24 小时内排尿 1000 ～ 2000ml，约相当于每分钟排尿 1ml。
	少尿	24 小时内排尿少于 400ml，或每小时少于 17ml。
	无尿	24 小时内排尿少于 100ml，或者 12 小时完全无尿。
	多尿	24 小时内排尿超过 2500ml。
排尿困难或不畅	每次排尿量少而次数多，每次排尿量少而次数也少。	
	排尿淋沥、断断续续、尿线细，伴尿痛或无尿痛。	

引发宝宝排尿异常的常见疾病

宝宝尿量增多的病因

内分泌代谢障碍性疾病	尿崩症，糖尿病，原发性及继发性甲状旁腺功能亢进，原发性及继发性醛固酮增多症等。
肾脏疾病	慢性肾炎，慢性肾盂肾炎，高血压性肾病，肾性糖尿，肾性氨基酸尿，抗维生素 D 佝偻病，Lowe 氏综合征，肾性尿崩症，特发性高钙尿症，肾小管酸中毒，部分肾动脉闭塞，精神性多尿症，失钾性肾病等。

宝宝尿量减少的病因

从大的方面可分为肾性和非肾性，肾性又可分为肾前性、肾源性及肾后性。

肾性尿量减少	肾前性（功能性肾衰竭）	常见于感染性休克、心源性休克、过敏性休克、大量失血、严重脱水或电解质紊乱、心力衰竭、肾动脉栓塞、肾中毒等。
	肾源性（器质性肾衰竭）	肾小球肾炎：如急性肾小球肾炎、急进性肾小球肾炎、慢性肾小球肾炎急性发作。
		肾小球-间质疾病：如急性肾小管坏死、双侧肾皮质坏死、急性重症间质性肾炎、肾髓质坏死、急性高尿酸血症肾病、肾病综合征等。
		肾血管疾病及肾血循环障碍性疾病：如恶性小动脉性肾硬化症、急性双侧肾动脉阻塞、肾静脉血栓形成、肝肾综合征、溶血性尿毒综合征、血栓性血小板减少性紫癜等。
		其他疾病引起的肾脏病及肾功能衰竭：如结缔组织病、感染性疾病、溶血性疾病等。
	肾后性（梗阻性肾衰竭）	见于肾盂或输尿管结石，肾盂或输尿管内血块、脓块、乳糜块等阻塞，输尿管炎症性水肿、瘢痕、狭窄等梗阻，膀胱、尿道结石，膀胱肿瘤，腹腔巨大肿瘤等。
非肾性尿量减少		见于任何原因引起的低血压、血容量减少，抗利尿激素或醛固酮分泌减少症等。

宝宝排尿困难及不畅的原因

宝宝排尿困难或不畅可表现为尿流变细，射程缩短，不能呈线状而是滴出，或排尿时间延长，多见于宝宝下泌尿道病，膀胱、尿道及尿道口病变。若宝宝尿液的生成正常而排尿困难，家长可考虑宝宝下部排尿途径功能性或器质性梗阻，可见于膀胱或尿道结石、膀胱颈挛缩、后尿道瓣膜、尿道口狭窄、膀胱外肿物压迫等。

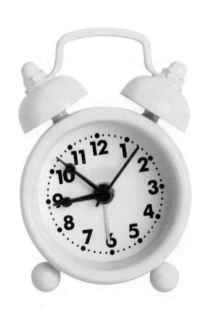

根据宝宝症状判断排尿异常病因

发热	多数为宝宝感染性疾病，也可见于结缔组织病中的全身性红斑狼疮、结节性动脉炎、肺出血－肾炎综合征、急性溶血危象。
多饮	常见于尿崩症、糖尿病、醛固酮增多症、习惯性多饮多尿、肾动脉狭窄。
吐泻	呕吐常见于急性胃炎、习惯性呕吐；腹泻见于急性肠炎，包括细菌性和病毒性，如致病性大肠杆菌肠炎、鼠伤寒杆菌肠炎、霍乱弧菌肠炎、各种病毒性肠炎等。
浮肿	宝宝尿少伴浮肿，可见于急性肾炎、慢性肾炎急性发作、肾病综合征、肾炎性肾病、急性或慢性肾功能衰竭、心力衰竭、肝硬变。
呼吸困难	宝宝少尿、浮肿伴呼吸困难时，见于急性肾炎、急性肾功能衰竭、心力衰竭、严重脱水伴酸中毒。
尿频伴尿痛或尿急	尿频伴尿痛见于包皮炎，尿频伴尿急、尿痛见于膀胱或尿道结石、膀胱炎或尿道炎。

宝宝排尿异常典型病例解析

宝宝泌尿系统疾病

【病例1】宝宝李 XX，男，4 岁。半个月来浮肿，一周来尿量少。

宝宝症状

宝宝于半个月来出现浮肿，浮肿前发热 3 天，体温最高达 39℃，同时伴流涕和轻咳，经口服抗生素后体温下降，流涕消失，咳嗽也减轻。热降后眼睑出现浮肿，继而下肢也出现浮肿，日益加重。近一周来尿量减少，尿色未见异常。查尿常规以蛋白尿为主，血胆固醇增高，诊断为肾病综合征，用泼尼松治疗。用足量治疗 4 周，开始两周浮肿即消，尿量增多。1 个月后减量，在此次发病前 3 个月停药。

医院检查

宝宝体温 36.4℃，呼吸 28 次／分钟，脉搏 120 次／分钟。宝宝营养发育中等，神志清楚，精神尚可，面色正常，眼睑明显浮肿，但眼睛仍能睁开。口腔黏膜清洁，咽部无充血。浅表淋巴结未见增大，两肺呼吸音正常。心界无扩大，心音尚可，心律齐，未闻杂音。腹软稍胀，全腹无压痛。无移动性浊音。肝、脾未及。阴囊无浮肿。四肢活动正常，双下肢可凹性浮肿。皮肤无皮疹及脓疱疹或疤痕。

观察治疗

观察：根据宝宝的症状，可能是肾病综合征复发，由于停药过早，加以感染诱因的促发。根据实验室检查，发现有大量蛋白尿，非高度浮肿，白蛋白和球蛋白无倒置，胆固醇轻度增高，确定诊断为肾病综合征，处于发病早期。

治疗：宝宝第1次发病时对激素敏感，微小病变型可能性大，仍用泼尼松治疗，另加用免疫抑制剂环磷酰胺。宝宝为非高度浮肿，未用利尿剂，用低盐饮食。宝宝住院两个月出院，泼尼松减量，环磷酰胺仍按原量。按计划激素用一年，环磷酰胺半年。

查明病因

宝宝诊断为原发性肾病综合征复发、微小病变型。宝宝两次发病，应用激素治疗后结果比较满意，可诊断为微小病变型。与急性肾炎比较，本综合征浮肿的出现较为缓慢，开始于眼睑及面部，继而下肢再波及全身。如治疗过晚，可见全身高度浮肿，浆膜腔可见漏出液，以腹腔及胸膜腔为最常见。蛋白尿是该病症状轻重的关键。

中医预防及保健

小儿原发性肾病综合征是一种常见的儿科肾脏疾病，是由于多种病因造成紧小球基底膜通透性增高，大量蛋白从尿中丢失的临床综合征。主要特点是大量蛋白尿、低白蛋白血症、严重水肿和高胆固醇血症。积极防治感染尤其是上呼吸道感染，是降低复发率的重要环节，注意休息，避免过度疲劳，饮食要清淡，起居要有规律，配合中医药治疗非常重要。

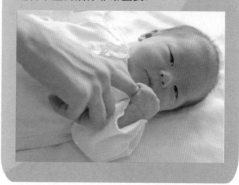

【病例2】宝宝孙XX，男孩，8岁。发热、尿少、浮肿两天，一天来头晕、头痛。

宝宝症状

宝宝于近两天来发热，体温39℃左右。无明显流涕、咳嗽表现。同时眼睑及下肢轻度浮肿，尿量减少，尿色无异常。一天来头晕、头痛，不伴呕吐。宝宝既往健康情况尚可，未发生过类似现象。此次病前一周内未患过上呼吸道感染。近三周来反复出皮疹，曾用外用药，未用内服药，未作肌肉注射。

医院检查

宝宝体温37.8℃，呼吸26次/分钟，脉搏120次/分钟，血压偏高。宝宝营养发育中等。神志清楚，精神不振。呼吸平稳。面色稍苍白。眼睑轻度浮肿，表皮不发红。口腔黏膜清洁，咽部无充血，扁桃体稍大无充血。浅表淋巴结不大。两肺呼吸音正常。心音尚可，心律齐，未闻杂音及奔马律。腹稍膨隆，尚软。无移动性浊音。肺、脾未及。肾区无压痛及叩击痛。四肢活动自如，双下肢轻度可凹性水肿。躯干及下肢可见皮肤疤痕。

观察治疗

观察：宝宝有尿少、浮肿、血压增高，发病急，虽未作尿常规检查，应考虑为急性肾炎。虽无上呼吸道感染前驱病，但有皮肤感染。有疤痕存在，估计为脓疱症而不是黄水疮。

治疗：继用青霉素肌肉注射。低盐饮食，口服双氢克尿塞及利血平。住院第3天尿量开始增多，一周时浮肿消退，血压降至正常。改为普通饮食，停用青霉素。好转出院。

查明病因

宝宝诊断为急性肾小球肾炎。该病多与链球菌感染有关，系链球菌感染所致免疫反应性疾病，也称链球菌感染后肾炎。多数宝宝在出现急性肾炎症状前1～3周有链球菌感染病史，主要为上呼吸道感染或皮肤化脓性感染。急性链球菌感染后肾炎以学龄期宝宝较为常见，典型表现为尿少、血尿、高血压、多伴有浮肿。本病的预后总的来讲是良好的，病死率仅为1%～2%，多死于心力衰竭，少数死于急性肾功能衰竭。

宝宝肾前性少尿疾病

中医预防及保健

急性肾小球肾炎简称急性肾炎，是小儿时期最常见的一种肾脏病。本病是由感染后变态反应引起的两侧肾脏弥漫性肾小球损害为主的疾病。可发生于任何年龄，以儿童为多见，多数有溶血性链球菌感染史。急性肾小球肾炎饮食应注意：限制蛋白质的摄入量、低盐低钠饮食、限制入液量、限制高钾食物、供给适量热能和脂肪、供给充足的维生素。中西医结合治疗一般预后良好。

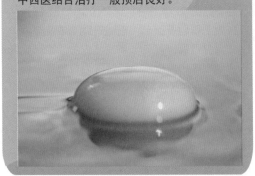

【病例1】宝宝石 XX，男孩，1岁。发热、腹泻3天，一天来尿少、呼吸急促。

宝宝症状

宝宝于近3天来发热，体温多在38℃左右。同时伴腹泻，第1天排便6次，为水样、蛋花汤样稀便，未见脓血，第2天即超过10次，今天次数更多，性质同前。偶有呕吐，尿量明显减少，已10小时无尿。精神不振，呼吸急促。粪便常规检查无异常。宝宝出生后即为人工喂养，5个月起添加辅食。此次病前无不洁饮食史及饮食不当史。家庭成员中无腹泻者。

医院检查

宝宝体温38.4℃，呼吸32次/分钟，脉搏130次/分钟。营养发育中等。神志清楚，

精神萎靡。双眼窝明显凹陷。面色苍白，唇色轻度发绀，呼吸深长，口腔黏膜清洁，咽部无充血，两肺呼吸音粗糙，心音低钝，心律齐，未闻杂音。腹胀满，全腹无压痛，肝、脾未及。四肢活动可，肌张力正常。四肢末端发凉。皮肤发花。其他部位皮肤干燥，弹性差。

观察治疗

观察：宝宝病情重，有重度脱水和酸中毒，末梢循环不良。从粪便性质而言，非急性痢疾，应为肠炎。入院后排便一次，稀水样，有腥臭味，可排除病毒性肠炎，可见于致病性大肠杆菌及鼠伤寒杆菌肠炎。

治疗：禁食12小时，立即给以输液，在

液体中加入氨苄西林。同时给以吸氧。补液后宝宝精神、面色有所好转，脱水基本纠正。同时开始少量多次喂小米汤。住院第3天体温开始降为低热，但腹泻仍有8次，仍为水样稀便，给以口服补液盐，并加服中药。又治疗4天，情况仍无好转，再次禁食，静脉补液，停用原抗生素，改用口服氟哌酸，氨苄西林静脉点滴。用药4天，腹泻仍不止。静脉滴注头孢曲松，同时加强支持疗法，输血浆500ml，用乳酸杆菌素辅助治疗。

查明病因

宝宝诊断为致病性大肠杆菌肠炎。患致病性大肠杆菌肠炎，宝宝很少会出现高热，但发热持续时间一般较长；可有呕吐，但不是很严重；腹泻持续时间长；脱水症状较重；尿量减少明显；烦渴喜饮表现轻；粪便有腥臭味。从实验检查来看，血电解质变化明显，多为低钠或血钠正常，常伴不同程度的酸中毒。从治疗后果看，致病性大肠杆菌肠炎由于耐药性菌株越来越多，给治疗带来极大困难，对于宝宝使用氟哌酸应谨慎。

中医预防及保健

大肠杆菌肠炎多发生在气温较高的季节，以5～8月份为多，可在新生儿室、托儿所甚至病房内流行。营养不良儿、人工喂养儿或更换饮食时更易发病。预防上要增强机体抵抗力，切断病从口入的各种传播途径是重要的预防措施；合理使用抗生素，注意无菌操作，做好肠道感染病人的隔离工作，均有助于减少发病率。

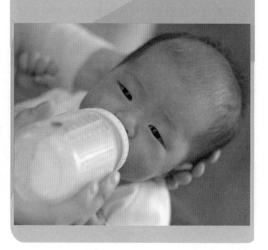

【病例2】宝宝金XX，女孩，10个月。发热、腹泻、呕吐伴尿少两天。

宝宝症状

宝宝于近两天来发热，最高温度超过39℃，不伴寒战，稍有流涕，不咳嗽。发热半天后出现腹泻，每天达十余次，为水样稀便，未见脓血，无里急后重表现。同时进食饮水后呕吐，为胃内容物，无胆汁，非喷射性，病后宝宝口渴喜饮。尿量减少，尿色较深。母乳喂养，8个月后无规律地添加辅食，此次发病前，曾加用肝末。无其他不洁饮食史。既往无腹泻史，每日粪便3～4次，为稠便。

医院检查

宝宝体温39.4℃，呼吸32次/分钟，脉搏134次/分钟。宝宝营养发育尚可。神志清楚，精神烦躁。呼吸平稳、不深长。面色尚可。眼睑无浮肿，眼窝无明显凹陷。

唇稍发绀，口腔黏膜清洁，咽部无充血。两肺呼吸音正常。心音尚可，心律齐，未闻杂音。腹软稍胀，全腹无压痛，肝、脾未及。肠鸣音存在。四肢活动正常，肌张力尚可。皮肤弹性尚可，未见皮疹。肢端不发凉。

观察治疗

观察：宝宝主要表现为胃肠道症状，腹泻和呕吐。病前虽曾添加过辅食，但宝宝出现发热，应考虑为感染。从粪便性质来看，不像菌痢而应该是肠炎，属于病毒性或细菌性肠炎。9月份是夏秋交接季节，夏季及秋季腹泻均可发生。宝宝呕吐频繁，尿少而脱水症状不明显，口渴明显，秋季腹泻可能性大。

治疗：先用新霉素口服。禁食12小时，给以输液。粪便电镜检查，发现轮状病毒。入院第2天体温降为正常。禁食期间未再吐泻，12小时后给以喂母乳，继续补液，以补充宝宝的生理需要。第3天未再呕吐，粪便减至4次，水分减少，病程第6天粪便正常，痊愈出院。

查明病因

宝宝诊断为病毒性肠炎。该病也称秋季腹泻，但从目前的流行情况来看，高峰并不多在秋季，延迟至冬季，甚至迁延至春季的情况也经常出现。除轮状病毒外，尚可见其他病毒引起的肠炎，主要为肠道病毒。轮状病毒肠炎常伴高热、烦渴欲饮，呕吐也较明显，多在3～5天自愈，尚无特效治疗药物，治疗的关键是补液。从血液电解质的情况看，多为等张性或高张性脱水，因此脱水程度往往不重，循环不良的情况少见，发生酸中毒的机会少。

中医预防及保健

病毒性肠炎又称病毒性腹泻，是一组由多种病毒引起的急性肠道传染病。临床特点为起病急、恶心、呕吐、腹痛、腹泻，排水样便或稀便，也有发热及全身不适待等症状。在预防及保健上应及早发现和隔离病人，对病人的粪便应消毒处理，重视水源及食物卫生，餐具要进行消毒，提倡母乳喂养婴儿。对6~24月龄幼儿口服含各型轮状病毒的减毒疫苗，可刺激局部产生IgA抗体，为目前最为有效的预防措施。

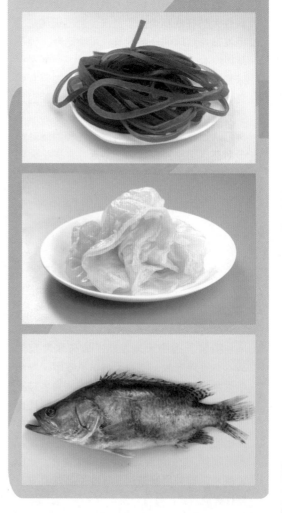

宝宝内分泌系统疾病

【病例1】宝宝沈XX，3岁，男孩。半年来多饮、多尿、遗尿。

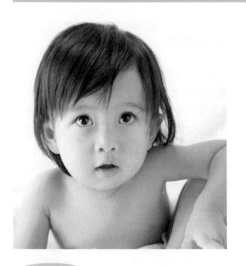

宝宝症状

宝宝于一岁半后用普通饮食，一般食欲正常，爱喝水，尿多。当时以乳食及半流食为主，家长未觉有异常，未加重视。断奶后宝宝饮水量较之前有所增加，尿量和次数也随之而增加，特别是近半年多来，宝宝每天的饮水量明显增多，约需两热水瓶，尿量也多，并出现遗尿。如不给饮水，宝宝则哭闹、烦躁、拒食，有时体温升高。近半年来宝宝食欲明显低下，只喝水而进食少，体重不增，日益消瘦。

医院检查

宝宝体温36.2℃，呼吸28次/分钟，脉搏126次/分钟。宝宝营养发育差，消瘦，皮肤干燥，皮下脂肪少。面色苍白。眼睑无浮肿。口腔黏膜清洁，咽部无充血，扁桃体不大。浅表淋巴结未及。两肺呼吸音正常，心音稍低钝，心律齐，未闻杂音。腹软稍胀，全腹无压痛。肝、脾未及。左下腹可见条状肿块。四肢活动尚可，双下肢无浮肿。四肢肌张力正常。

观察治疗

宝宝适当禁水后，尿量仍较多。同时宝宝烦躁不安，皮肤干燥明显，且很快出现双眼窝下陷。说明宝宝的多尿并非由多饮所致，而是多尿而须多饮，属于病态。须进一步检查多尿、多饮的病因。经过各项检查分析，尿崩症的诊断可成立，而且以中枢性尿崩症可能性大。因未发现肿瘤，应为原发性。为更进一步确诊原发性中枢性尿崩症，请眼科和耳科会诊。耳科发现有神经性耳聋，眼科发现视神经有萎缩。

查明病因

宝宝诊断为原发性尿崩症。该病的发病过程一般较缓慢，当症状较明显时才被家长重视。开始时多为夜尿次数增多，幼儿出现遗尿，随之而出现烦渴多饮。由于饮水不足而哭闹不安，拒进干食，由于高渗性脱水而时有高热，饮水后发热即降为正常。水量不足而常便秘，严重时可出现休克及脑损伤。如保证充分饮水，则可无明显阳性体征，但生长发育可受影响，年长的宝宝还会影响学习。

中医预防及保健

尿崩症是指血管加压素又称抗利尿激素分泌不足，或肾脏对血管加压素反应缺陷，而引起的一组症群，其特点是多尿、烦渴、低比重尿和低渗尿。除用西药治疗外，结合中医治疗很有必要，中医将尿崩症归于消渴症中的上消和下消范畴。根据每位患者的病情辨证施治可获得较好的疗效。

【病例2】宝宝张 XX，女孩，10 岁。全身性浮肿 10 个月，伴尿少。

宝宝症状

宝宝于近 10 个月来眼睑和四肢浮肿，尿量减少。食欲不振，大便干，数日一次，腹胀满，精神不振，不爱活动，想睡觉，怕冷、但无发热。曾服用过中、西药，均无济于事。既往健康情况尚可。既往病史及家族病史无特殊可记载者。

医院检查

宝宝体温 36.5℃，呼吸 23 次 / 分钟，脉搏 65 次 / 分钟。宝宝营养发育稍差。神志清楚，精神不振，表情呆板，反应迟钝。皮肤粗糙，面色苍黄，巩膜不发黄，面容臃肿，眼距增宽，鼻梁低平，唇厚、舌粗大，浅表淋巴结未及。口腔黏膜清洁，咽无充血。甲状腺部位肿大，呈弥漫性，硬；两侧不对称，无压痛，未闻及血管杂音，两肺呼吸音粗糙。心音尚可，心律齐，可闻第三心音。腹软胀满，全腹无压痛，未及肿块。肝、脾未触及。四肢活动尚可，关节无肿胀。四肢非可凹性浮肿。

观察治疗

观察：宝宝发病已 10 个月，呈慢性病容。甲状腺增大，但心率相对缓慢，皮肤粗糙且少汗，不符合甲状腺功能亢进。宝宝浮肿为非可凹性，属黏液性浮肿，多见于甲状腺功能低下。当地非缺碘地区，其原因有待进一步检查。

治疗：用甲状腺素治疗。一般不主张用肾上腺皮质激素，虽然有效，但停药后易复发，并不能缩短病程。

查明病因

宝宝诊断为慢性淋巴细胞性甲状腺炎。本病又名桥本氏甲状腺炎，是引起宝宝甲状腺功能低下的最常见病因。本病发病缓慢，多数宝宝甲状腺呈弥漫性，不对称性肿大，表面呈颗粒状，无压痛，也无血管杂音，有时可触及大小不等的结节，也有部分宝宝甲状腺无明显肿大。早期可无症状，或有颈部压迫感，甲状腺功能正常。其后出现甲状腺功能低下，少数可出现一过性甲状腺功能亢进。一般在 3 岁后发病，可无智力低下的表现。少数宝宝可有心包积液，无须作穿刺排液，用甲状腺素治疗数月后即可消失。

中医预防及保健

桥本氏甲状腺炎又称慢性淋巴细胞性甲状腺炎，此病初期以甲亢或弥漫性甲状腺肿大为主，尽管该病不会马上造成生命危险，但是如果不进行积极的治疗，一般都会发展成为甲减而导致终身服激素。患者饮食应注意：少食多餐，不能暴饮暴食，忌辛辣、油腻，禁食海带、海鱼、海蜇皮等含碘高的食物。注意营养成分的合理搭配，适量增加谷物类食品，肉类中的优质蛋白质，脂肪，奶及制品，豆类及制品，蔬菜，水果等。

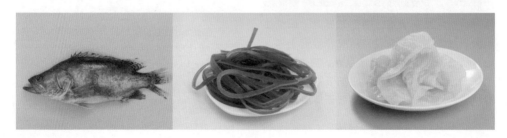

宝宝其他系统疾病

【病例1】宝宝孙XX，男孩，10个月。3个月间断发热、多饮、多尿。

宝宝症状

宝宝于近3个多月来发热，温度为38.5℃～39℃。发热不伴流涕、咳嗽，但宝宝烦躁不安，喜饮水，体温也随之而降为正常。由于饮水量多，排尿量也因此增多。宝宝经常呕吐，食欲不振。最近3天又发热。宝宝足月顺产，第1胎第1产。出生后母乳喂养，后添加辅食，家族中无类似病者。

医院检查

宝宝体温36.5℃，呼吸32次/分钟，脉搏130次/分钟。宝宝营养发育差，皮肤弹性差、干燥，皮下脂肪少，神志清楚，精神萎靡，面色苍白，唇色浅淡，眼睑无浮肿，眼窝无凹陷。口腔黏膜清楚，咽部无充血，浅表淋巴结可及。两肺呼吸音清晰，心音尚可，心律齐，未闻杂音。腹软平坦，全腹无压痛，肝、脾未及。四肢活动尚可，下肢无浮肿。

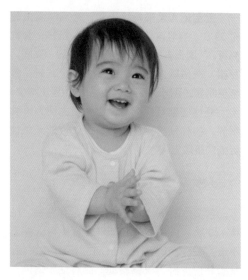

观察治疗

根据化验结果，宝宝被诊断患有尿崩症，病因待查。作头颅X射线检查，未发现异常。作静脉肾摄片及盂造影：双肾显影正常，排泄时间正常，输尿管普遍扩张，膀胱大小正常。作垂体加压素试验，尿量不减少，比重不上升，可排除中枢性尿崩症。

查明病因

宝宝诊断为肾性尿崩症。肾性或肾源性尿崩症都属于遗传性疾病，男孩多见。宝宝可出现高热、烦渴、甚至抽搐。长期高渗性脱水可影响脑细胞而导致智力发育障碍。由于尿量增多，可导致肾集合管、输尿管和膀

胱扩张。本病无特效治疗方法，主要为保证液体输入量和适当限制钠盐，以保持血容量和血钠在正常范围，同时注意供给足够的营养和热量，宝宝仍可继续存活，但很难治愈。

中医预防及保健

尿崩症是一种罕见的肾小管功能异常性疾病。积极治疗原发病，对症处理并发症，对症状严重者争取早诊断、早治疗，以防急性脱水引起电解质紊乱。

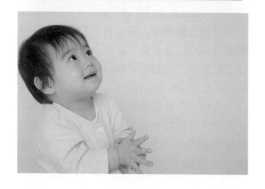

【病例2】 宝宝季 XX，男孩，8 个月。发热 4 天，呕吐、发绀两天，一天来发绀加重、呼吸困难、尿少。

宝宝症状

宝宝近 4 天来持续发热，最高时温度超过 39℃，有轻度流涕，无咳嗽，精神、食欲尚可。两天来宝宝出现呕吐、烦躁、哭闹、发绀。服用家庭存药后，病情未见减轻，青紫更明显，且出现呼吸困难、尿量、尿次减少。宝宝既往健康状况尚可，出生后主要为母乳喂养。各种预防接种按时进行，近期无急性传染病接触史。

医院检查

宝宝体温 36.5℃，呼吸 34 次／分钟，脉搏 140 次／分钟。宝宝营养发育尚可，神志不清，呈昏睡状，面色灰白，口唇及甲床发绀。眼睑轻度浮肿，鼻翼扇动，口腔黏膜清洁，咽充血，耳后淋巴结肿大。两肺呼吸音粗糙，两肺底部可闻湿性啰音。心音低钝，心律齐，心尖部可闻奔马律，未闻心杂音。腹稍胀，尚软，全腹无压痛。肝在右肋下 1cm，剑突下 2cm，脾及边缘。四肢肌力正常，膝腱反射存在，未引出病理反射，下肢轻度浮肿。颜面及前胸可见散在斑丘疹，部分融合成小片，未见出血点及紫斑。

观察治疗

观察：宝宝发病急，伴有高热，继而出现呕吐、烦躁、青紫、呼吸困难，但无咳嗽。从季节而言，为流行性脑脊髓膜炎发病时期，但从发病过程来看，不支持流脑。病后无咳嗽表现，不支持肺炎。目前心脏、肺部都已经受到影响，心脏可闻奔马律，应考虑为心肌炎并发急性心力衰竭。

治疗：用青霉素及氨苄西林静脉点滴，用快速洋地黄制剂西地兰，注射速尿一次。静脉注射美蓝，同时于输液中加入维生素 C1.0g，约经 15 分钟，青紫明显减轻，尿常

规检查未见异常。入院后体温一直正常，第 3 天即停用抗生素，青紫消失，呼吸困难减轻。每天用维持量地高辛，一周后呼吸平稳，肺部啰音消失，复查胸部 X 射线，心脏、肺部基本正常。停用地高辛，观察 3 天，一般情况良好，痊愈出院。

查明病因

宝宝诊断为药物所致高铁血红蛋白血症，并发心力衰竭，幼儿急疹。宝宝发热 4 天，体温降为正常，同时出皮疹，耳后淋巴结可及，外周血白细胞总数偏低，可诊断为幼儿急疹无疑。该病不可给宝宝服用磺胺药和 APC，否则易引起高铁血红蛋白血症，出现青紫、恶心、呕吐、呼吸急促，严重时甚至出现嗜睡、心力衰竭、呼吸困难。

中医预防及保健

获得性高铁血红蛋白血症，本症较先天性多见，主要由于药物或化学物接触引起。

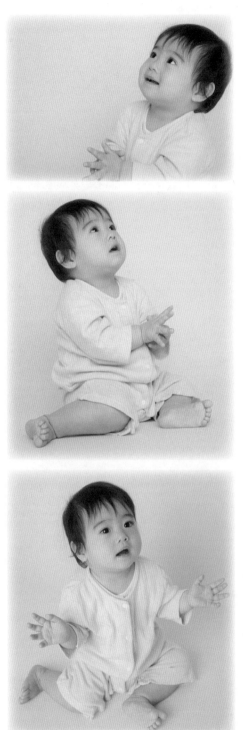
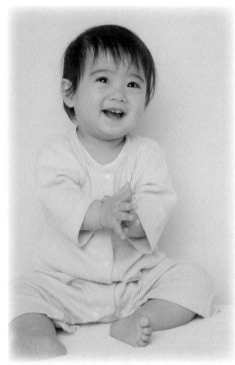
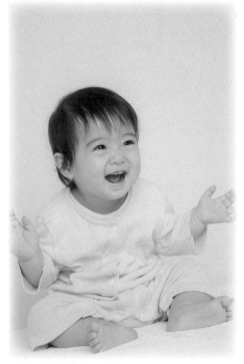

宝宝腹泻早知道

6

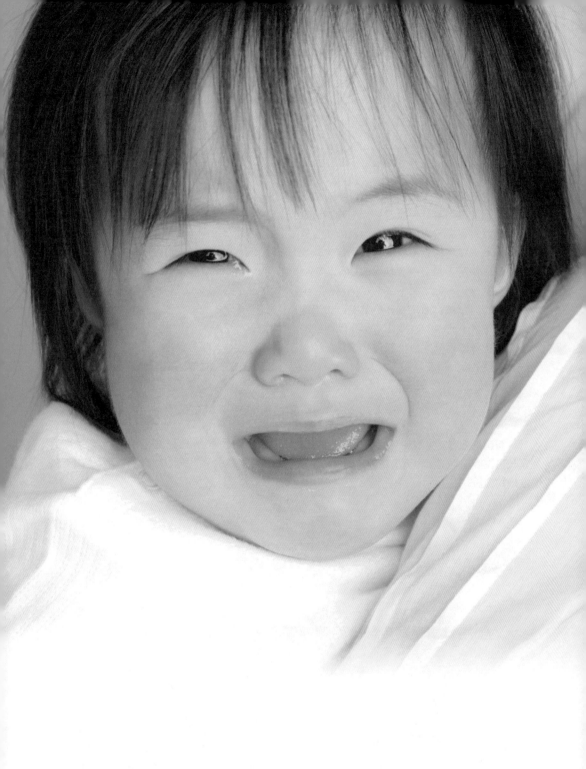

家长必备宝宝腹泻常识

如何定义宝宝腹泻

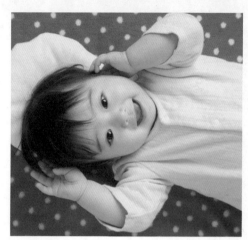

宝宝每天排便次数增多，超过原有的习惯次数，粪质稀薄，容量增多称为腹泻。家长不能以每天宝宝排便次数作为判断宝宝腹泻的标准。腹泻的轻重程度可根据宝宝粪质的重量，特别是粪便中含水量的多少。家长要将宝宝腹泻与宝宝大便失禁相区别，大便失禁虽有排便次数的增加，但宝宝所排出的粪便总量并不会改变。按照宝宝腹泻时间的长短，可将腹泻分为急性腹泻和慢性腹泻，一般以两个月为标准。

引发宝宝腹泻的常见疾病

腹泻是宝宝常见的一种症状。引起宝宝腹泻的原因十分复杂，比成人腹泻更加难以判断。家长可注意观察宝宝腹泻的次数、粪便的性质和内容，水及电解质排出的多少等，以作出更加准确的分析。

宝宝急性腹泻的病因

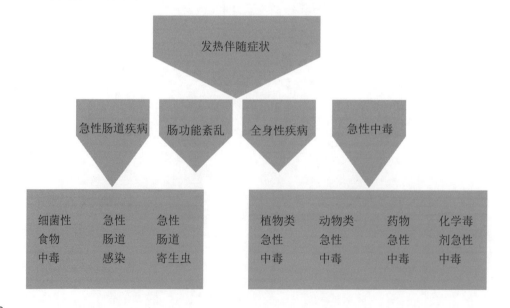

宝宝慢性腹泻的原因

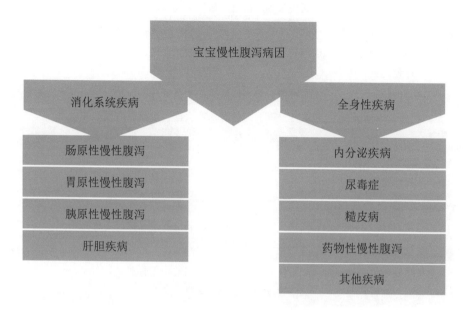

影响宝宝腹泻的常见因素

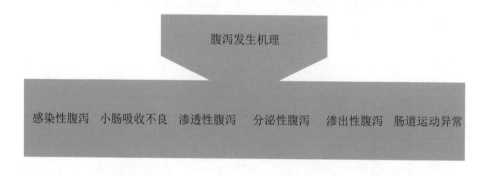

根据宝宝症状判断腹泻病因

宝宝粪便性状

　　家长要对宝宝的腹泻病因作出准确的判断，观察宝宝粪便的性质尤为重要。不仅要观察粪便的外表，而且要闻宝宝粪便气味有无腥臭或其他特殊气味。

	多为黏脓便或脓血便。
急性阿米巴痢疾	粪便多为暗红色、酱色黏稠便，偶为血水样。
致病性大肠杆菌肠炎	粪便中水分多，粪水分离，呈蛋花汤样大便，并伴有腥臭味。
侵袭性大肠杆菌肠炎及耶尔森杆菌肠炎	消化不良黏液便，脓便或脓血便。
病毒性肠炎	水样便，可类似致病性大肠杆菌肠炎的粪便，但无腥臭味。
金黄色葡萄球菌肠炎	粪便呈深蓝绿色海水样大便，也呈黏脓便，脓血便、腥臭味。
霉菌性肠炎	黄色稀水便，有时呈豆腐渣样，发绿、泡沫多、带黏液。
过敏性紫癜腹型、急性出血性坏死性小肠炎	血水样大便。
鼠伤寒杆菌肠炎	粪便呈多样化，水样便、黏液便、黏脓便、脓血便、血便。
脂肪泻	粪便呈灰白色，含有脂肪油腻泡沫样，多有臭味。
肠吸收不良综合征	粪便呈灰白色，含泡沫及脂肪，常有恶臭。
全身感染所致腹泻	如不伴肠炎，粪便为黏稀便，无脓血。
霍乱及副霍乱	米泔水样粪便。
上消化道出血	柏油样粪便。
中消化道出血	果酱样粪便。

伴随症状

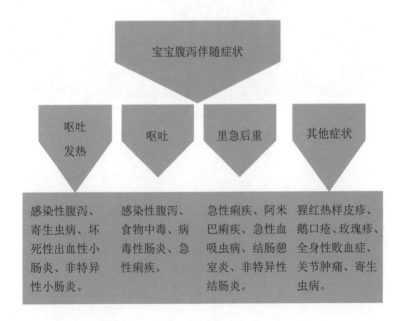

宝宝腹泻典型病例解析

宝宝肠道感染性疾病

【病例1】宝宝孙XX，男孩，10个月。发热、腹泻3天。

宝宝症状

宝宝于近一天来发热，体温在38℃～39℃，不伴寒战。发热同时出现腹泻，每日十余次，为水样稀便，水、便分离，似蛋花汤样，未见脓血，无里急后重。偶有呕吐。病后尿少，入院前半天未排尿。欲饮而不多。宝宝以母乳喂养为主，病前曾吃过少许西瓜。家庭成员中无腹泻者。

医院检查

宝宝体温38.5℃，呼吸32次／分钟，脉搏130次／分钟。宝宝营养发育尚可，神志清楚，精神不振，嗜睡状，呼吸深长，双眼下陷，面色苍白，唇发干，口腔黏膜清洁，咽无充血，颈部淋巴结未及，两肺呼吸音正常。心音低钝，心律齐，未闻杂音。腹稍胀但软，全腹无压痛。肝、脾未及。下肢活动正常。指端发凉。皮肤弹性差。

观察治疗

观察：宝宝急性发病主要表现为发热、腹泻。时值夏季，可考虑为肠道感染，细菌性可能性大。粪便无脓血，基本上可除外急性痢疾。但宝宝患痢疾时可无典型脓血便，尚须查粪便进一步排除。

治疗：根据宝宝情况，有中度脱水。因指端发凉，低张性脱水可能性大，先进行补液。同时口服痢特灵和黄连素。当第1批液量补充后仍未排尿，继续补液，在液体中加入钾盐。因腹泻严重，禁食12小时。精神反应见好，末梢循环良好。但体温仍未下降，住院一天时排便4次。因无呕吐，给以补液盐口服。因系夏季，考虑致病性大肠杆菌肠炎可能性大，给予口服丁胺卡那及氨苄西林。

查明病因

宝宝诊断为致病性大肠杆菌肠炎，中至重度低渗性脱水。本病多见于夏季，故有"夏季腹泻"之称，近年来其发病率有所下降，可散发和流行。引起腹泻的大肠杆菌有三组，即致病性大肠杆菌、肠毒素性大肠杆菌和侵袭性大肠杆菌。宝宝可通过不洁饮食或在医院内交叉感染致病。宝宝孙XX本次发病由致病性大肠杆菌引起，可能是由宝宝不洁饮食所致。

中医预防及保健

提醒家长注意宝宝夏季的卫生。

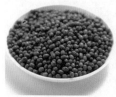
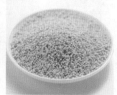
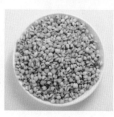
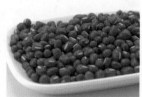

【病例2】宝宝张 XX，男孩，8 个月。发热、呕吐、腹泻 1 天多。

宝宝症状

宝宝入院前一天出现发热，体温在 39℃以上，无寒战，伴呕吐，每日 4～5 次，非喷射性，为胃内容物。腹泻十余次，为水样稀便，未见脓血。病后多饮，但进水则吐。尿量减少，病后无咳、喘表现。宝宝出生后即用母乳喂养，至今未添加辅食。平时每日排便 3～4 次，消化差、有奶瓣，有时有泡沫。无不洁饮食史。

医院检查

宝宝体温 39.5℃，呼吸 30 次 / 分钟，脉搏 130 次 / 分钟。宝宝营养发育尚可，神志清楚，精神萎靡，时有烦躁，眼窝下陷，面色正常，口唇不发干，口腔黏膜清洁，咽无充血。两肺呼吸音正常，心音尚可，心律齐，未闻杂音。腹软不胀，肝在右肋下 1cm，剑突下 2cm，质软，脾未及。肠鸣音亢进。四肢活动正常，肢端不发凉，皮肤不发花。

观察治疗

观察：宝宝为急性腹泻。发热、呕吐、腹泻，无其他系统表现。

治疗：先对症处理，禁食 8 小时，静脉输液。因宝宝有脱水症状，但末梢循环尚可，用半张含钠液。根据化验检查，可除外痢疾。有中度脱水。禁食后未再呕吐。因系秋季，病毒性肠炎可能性大，采用中药治疗，加用助消化药。入院第 5 天，体温正常，呕吐、腹泻明显好转。

查明病因

宝宝诊断为病毒性肠炎，中度等渗性脱水。宝宝发病在秋季，伴高热、频吐、腹泻等症状，于病程第 6 天体温下降，病情好转，可考虑为病毒性肠炎，其病原体主要为轮状病毒，通过电镜检查即可发现，也可用酶联吸附试验检测其抗原。轮状病毒引起的腹泻常伴高热，而且呕吐也较重。因粪便中排出的电解质相对来讲较少，所以常见的脱水为等渗性或高渗性，常伴烦渴、喜饮，尿量减少的程度也较轻。本病为自限性疾病，一般病程为 3～7 天。

中医预防及保健

宝宝诊断为病毒性肠炎，该病也称秋季腹泻，但从目前流行的情况来看，高峰并不多在秋季，延迟至冬季，甚至迁延至春季的情况也经常出现。除轮状病毒外，尚可见其他病毒引起的肠炎，主要为肠道病毒。轮状病毒肠炎常伴高热、烦渴欲饮，呕吐也较明显，多在 3～5 天自愈，尚无特效治疗药物，治疗的关键是补液。从血液电解质的情况来看，多为等张性或高张性脱水，因此脱水程度往往不重，循环不良的情况少见，发生酸中毒的机会少。

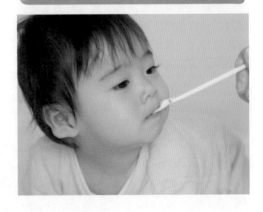

宝宝肠道非感染性疾病

【病例1】宝宝沈XX，男孩，22天。一天来哭闹伴吐血、便血。

宝宝症状

宝宝足月顺产，出生情况良好。出生后母乳喂养。发病前一切正常。在入院当天宝宝阵阵哭闹，拒食，面色苍白。开始时吐出咖啡样物，量多，其后即为鲜血。与此同时出现排便次数增多，开始为黑便，继而为红果浆样大便。发病前无任何诱因可查。出生后未发生过出血现象。

医院检查

宝宝体温35.6℃，呼吸40次/分钟，脉搏150次/分钟。足月新生儿外貌。面色苍白，双眼下陷，呼吸深长，精神极差，口周发青，唇色发淡，口腔黏膜清洁，口腔无分泌物，咽无充血，鼻腔及咽部未见出血，两肺呼吸音粗糙。心音低钝，心律齐，心尖部可闻杂音。腹软不胀，上腹部似有压痛，无肌紧张，四肢末端发凉。

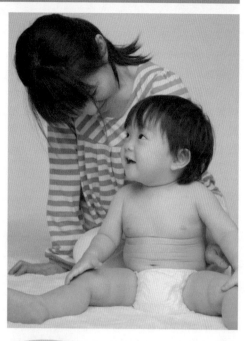

观察治疗

观察：宝宝的出血部位在上消化道，因吐出鲜血，粪便为黑色，系胃或十二指肠出血。因血小板及出凝血时间正常，非血小板减少及凝血因子缺乏所致出血。查凝血酶原时间也正常。新生儿自然出血多在新生儿早期，但仅见于消化道而皮肤黏膜无出血倾向者少见。

治疗：先采取保守治疗，因在急性出血期间无法作胃肠道钡餐检查。经输血、用止血剂等处理，观察24小时，胃肠减压管内仍抽出有鲜血，仍排黑便。剖腹探查，手术中发现为胃溃疡出血。术后一般情况良好，痊愈出院。

查明病因

宝宝诊断为新生儿消化性溃疡，该病在儿童期并不少见。一般来讲，十二指肠溃疡多于胃溃疡，男孩发病概率多于女孩。新生宝宝多为急性溃疡，黏膜上可见出血性糜烂和出血点，伴有表皮脱落。常为多发性，易于愈合。可发生穿孔引起腹膜炎。年长儿多为慢性溃疡。新生儿溃疡病时轻者迅速痊愈，重者恶化，出现出血、穿孔。新生儿及小婴儿溃疡病时发病急，主要表现为呕吐、吐血、便血，出血量多时出现贫血外貌。一般可采用保守疗法，如出血不止，病情无好转，做紧急手术。

中医预防及保健

消化性溃疡宝宝的饮食要注意，不宜吃粗粮、粗纤维蔬菜、生硬水果。不宜吃油炸食物、肥肉、奶油及辛辣食品等。

【病例2】宝宝裴 XX，女孩，5 个月。腹泻伴呕吐两天。

宝宝症状

宝宝于近两天来出现腹泻，每天 5～6 次，为不消化水样便，粪质不多，有食物残渣，无脓血，无腥臭味。发病第 1 天呕吐，共吐 4 次，为胃内容物，非喷射样。病后食欲不振，阵阵哭闹。尿量不少。宝宝出生后即人工喂养，喂牛奶。5 个月起添加辅食，开始喂鸡蛋黄 1 个，第 1 天无不良现象，第 2 天又喂 1 个，并添些碎菜，接着就出现呕吐、腹泻。

医院检查

宝宝体温 36.5℃，呼吸 30 次 / 分钟，脉搏 130 次 / 分钟。营养发育尚可，面色正常，前囟平坦，双眼无下陷，皮肤弹性尚好，口唇不干，口腔黏膜清洁，咽无充血，两肺呼吸音正常。心音尚可，心律齐，胸骨左缘 3～4 肋间可闻粗糙杂音，肺动脉瓣区第二音亢进，心界不扩大。腹软不胀，肝、脾未及，全腹无压痛，未及肿块。四肢活动正常，末梢循环良好，无明显脱水征。

观察治疗

观察：宝宝腹泻前有喂养不当史，可能由此而引起的消化不良。心脏有杂音，从性质和部位分析为病理性杂音，室间隔缺损可能性大。

治疗：因无明显脱水，无感染征象，仅用中、西药助消化制剂口服。

查明病因

宝宝诊断为喂养不当所致消化不良，先天性心脏病、室间隔缺损。宝宝于出现腹泻前曾有不合理的添加辅食，因无发热等感染表现，非不洁饮食所致，而是食物质量超过胃肠消化能力，故而出现泻、吐。对于辅食

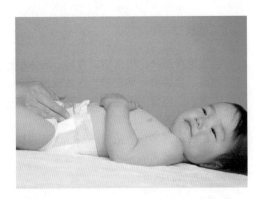

的添加，一定要遵循以下的原则：从少量开始，由少到多，逐步增加，循序渐进；每加一种辅食时，必须观察 2～3 天，宝宝耐受良好，无消化不良表现，然后继续使用及加量；同一时间内不可同时加量添质，即原已应用某种辅食，在增加其量时不能再加新的辅食，在加用新的辅食时，原有的辅食不应再加量；要根据每个宝宝的具体情况，原来的喂养情况，胃肠道的消化吸收能力，因人而异。

中医预防及保健

小儿消化不良的宝宝要注意培养良好的饮食习惯，要定时定量，少吃油炸、煎的食品。搞好饮食卫生，食物要新鲜清洁。预防各种常见病和传染病，提高孩子胃肠道的消化机能。去除各种精神上的刺激，保持心情愉快。

【病例3】宝宝刘 XX，男孩，8 个月。哭闹半天伴呕吐，1 小时排黏液血便 2 次。

宝宝症状

宝宝晨起哭闹，屈腿，面色苍白，片刻即安静，精神恢复正常。但阵发性哭闹反复发生，且越来越频，间隔时间越来越短。3 小时后不再哭闹，但精神差，呈嗜睡状，面色苍白、发灰。在阵阵哭闹后先后呕吐四次，前三次为胃内容物，最后一次有胆汁。腹泻两次，为黏液血便，量较多。宝宝既往无此情况。未患过肠套叠。

医院检查

宝宝体温 36.3℃，呼吸 34 次 / 分钟，脉搏 140 次 / 分钟。宝宝营养发育良好，神志清楚，呈嗜睡状，面色灰白，双眼下陷，口周发青，唇轻度发绀，口腔黏膜清洁，咽无充血。两肺呼吸音正常，心音低钝，心律齐，未闻杂音。腹稍胀，尚软，右中腹有压痛，但无肌紧张。肝、脾未及。右中腹有腊肠样包块，表面光滑，略有弹性，可移动。四肢未见异常，肢端不发凉。

观察治疗

宝宝入院不久，排鲜血便一次。立即请外科会诊。建议作气灌肠，发现气体在结肠部受阻，呈杯状形。同时作气灌肠复位。其后腹胀明显减轻，宝宝面色好转，未再出现呕吐及血便。

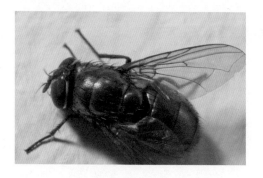

查明病因

宝宝诊断为肠套叠。肠套叠是指一部分肠管套入邻近肠管之中，其发病率为婴儿肠梗阻的首位，常见于体胖的婴儿。宝宝可见腹痛、呕吐、血便和腹部肿块。腹痛最早出现，婴儿则表现为阵发性烦躁哭闹，反复出现，开始时阵发性哭闹后精神尚可，和正常一样。反复几次发作后，宝宝的精神越来越差，不再哭闹，而进入嗜睡状态。在腹痛出现后不久，即可出现呕吐，呕吐物初为胃内容物，后则有胆汁，甚至粪便样物。继而出现腹泻，初起可为不消化的稀黏便，然后出现黏液血便或血便。右上或中腹部触及腊肠样包块，对诊断的帮助极大。在可疑的情况下，可作钡灌肠或气灌肠检查。

中医预防及保健

为减少宝宝肠套叠的发生家长要注意：应避免腹泻，尤其是秋季腹泻，高度警惕此病的发生。平时要注意科学喂养，不要过饥过饱、随意更换食品，添加辅助食品要循序渐进，不要操之过急。要注意气候的变化随时增减衣服，避免各种容易诱发肠蠕动紊乱的不良因素。如果一个健康的婴幼儿突然出现不明原因的阵发性哭闹、面色苍白、出冷汗、呕吐、大便带血，精神不振时，应想到是否有可能会得肠套叠，要立即送医院治疗。

宝宝全身感染性疾病

【病例1】宝宝穆修洁，男孩，3岁。高热、咽痛4天，一天来腹痛、腹泻。

宝宝症状

宝宝于近4天来持续高热，最高热度在39℃以上。不伴寒战、无汗。咽痛，先后曾吐过3次，非喷射性。近一天来出现腹痛，部位不定，以右下腹较为明显。腹泻4次，为水样稀黏便，未见脓血。宝宝既往健康状况良好，家中无人患有此病。

医院检查

宝宝体温39.3℃，呼吸30次/分钟，脉搏126次/分钟。宝宝营养发育尚可，神志清楚，精神不振，急性病容，面色尚可，唇不发绀，口腔黏膜清洁，咽充血，扁桃体轻度肿大，充血明显，可见白色脓点。颈淋巴结可及黄豆至蚕豆大小，无压痛和粘连。两肺呼吸音正常，叩诊无浊音区。心音尚可，心律齐，未闻杂音。腹不胀，肝脾未及。右下腹有轻度压痛，无肌紧张。四肢活动正常，关节无肿胀。皮肤未见化脓性病灶。

观察治疗

观察：宝宝尿常规检查未见异常。粪便常规检查，未见红、白细胞。宝宝扁桃体肿大、红肿、并有脓点，急性化脓性扁桃体炎可以肯定。腹痛与腹泻的原因，从粪便检查情况看来，非肠道感染。腹痛位置在右下腹，发热已4天，发生阑尾炎时间已晚，局部无肌紧张，可能性不大。

治疗：用青霉素、红霉素静脉点滴，经治疗两天后即降为正常。腹泻消失，腹痛减轻，已无压痛。 又继用药一天，停静脉用药改口服。最后痊愈出院。

查明病因

宝宝诊断为急性化脓性扁桃体炎并发急性肠系膜淋巴结炎。该病在宝宝中并非少见，可由上呼吸道感染或肠道感染引起。宝宝主要表现为腹痛，部位不定，以右下腹部为多见，因为发病部位多为回肠末端部位的淋巴结。淋巴结水肿充血，有时易被误认为急性阑尾炎，但压痛为轻度，一般无肌紧张。腹泻为常见的伴随症状，可为肠道炎症性腹泻，也可能为肠功能紊乱引起的腹泻。

中医预防及保健

小儿急性肠系膜淋巴结炎，为小儿腹痛的常见病因之一，临床上易与急性阑尾炎相混淆，多见于7岁以下的小儿，多属病毒感染。及早行腹部B超检查可明确诊断，防止疾病的误诊，有助于正确处理病情，指导治疗，提高疗效。

【病例2】宝宝潘XX，男孩，6岁。发热两天，出皮疹一天。

宝宝症状

宝宝近一周多来发热，有时高达39℃以上，有时则38.5℃。温度高时伴畏寒，但无寒战。热退时出汗多。与此同时出现腹泻，每日十余次，为水样稀便，未见脓血。呕吐1～3次/日，吐物为胃内容物，未见胆汁。病后第3天，呕吐减少，腹泻仍不止，但大便次数减至5～6次，粪便中水分减少。病前无不洁饮食史，家中无腹泻者。

医院检查

宝宝体温 38.8℃，呼吸 32 次 / 分钟，脉搏 130 次 / 分钟。宝宝营养发育尚可。巩膜轻度黄染，面色苍黄。唇色稍浅淡。口腔黏膜清洁，咽无充血，扁桃体不大。浅表淋巴结未见肿大。两肺呼吸音正常，叩诊无浊音。心音尚可，心律齐，未闻杂音。腹软不胀，全腹无压痛，肝脏未及。脾在左肋下，无压痛。四肢活动良好。关节无肿胀。皮肤未见皮疹及出血点。

观察治疗

观察：宝宝急性发病，不规则发热，伴腹泻、呕吐，可见轻度黄疸，脾脏肿大，但体内未找到其他部位感染灶。因发热、腹泻，且伴黄疸，病毒性肠炎可除外。病毒感染方面，应除外传染性单核细胞增多症，细菌感染要考虑革兰氏阴性杆菌，如大肠杆菌、沙门氏菌属。因宝宝来自疟区，涂片检疟原虫两次，其中一次为阳性，证实为恶性疟疾。

治疗：进行抗疟治疗 3 天，体温即降为正常。

查明病因

宝宝诊断为恶性疟疾。疟疾由疟原虫引起，根据其病原体不同，可分为间日疟、三日疟、恶性疟和卵形疟。疟疾在出现高热前为寒战期，感到寒冷，全身发抖，面色苍白，可伴恶心、呕吐，此时约 20 ～ 30 分钟；然后进入发热期，出现高热 40℃ 以上，面红耳热，可有头痛、全身酸痛，历时 4 ～ 8 小时；最后进入热退出汗期，全身大汗淋漓，体温迅速降为正常，自感轻快，但全身疲乏。宝宝疟疾还可出现胃肠道症状，出现呕吐、腹泻，甚至可达到脱水、酸中毒的地步。宝宝淋巴组织易受累，脾脏在短时间内可明显增大。家长可注意疟疾的季节性和地区性，及时作血涂片检查，一般容易诊断。

中医预防及保健

疟疾在世界上分布广泛，是严重危害人体健康的寄生虫病之一，是亚非拉广大地区的重要公共卫生问题。（恶性疟疾在我国现较少见）疟疾是由疟原虫寄生于人体引起的一种传染病。预防疟疾最有效的办法是防止蚊虫叮咬。

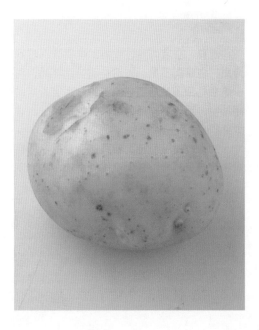

【病例3】宝宝杜 XX，男孩，10 岁。不规则发热一周，伴腹胀、腹痛。

宝宝症状

宝宝近一周来发热，最高热度可达 39℃以上，伴畏寒。病后感到腹胀、腹痛伴腹泻。腹胀与进食无关，腹痛部位不定，以脐周为主，钝痛不剧烈。腹泻 5～7 次／日，稀黏便，未见脓血，无里急后重表现。同时食欲不振、恶心，偶有呕吐。病前无不洁饮食史。宝宝常在溪水中游泳，过去本地区为血吸虫病流行区。

医院检查

宝宝体温 38.5℃，呼吸 22 次／分钟，脉搏 110 次／分钟。宝宝营养发育尚可。巩膜不发黄。面色正常，唇色尚可。口腔黏膜清洁，咽无充血，扁桃体不大，浅表淋巴结不大，两肺呼吸音正常。心音尚可，心律齐，未闻杂音。腹稍胀满，全腹无压痛。肝在右肋下 2cm，剑突下 3cm，有轻度压痛，脾在左肋下四肢活动正常，关节无红肿。皮肤未见皮疹及出血点。

观察治疗

观察：宝宝为急性发病，以胃肠道症状为主，但腹泻不重，体温也非持续高热，与一般急性细菌性肠道感染不符。宝宝为学龄期儿童，肠道感染多为细菌性痢疾，肠炎较少见。

治疗：先用痢特灵和黄连素口服。尿常规检查未见异常，送大便培养两次，均为阴

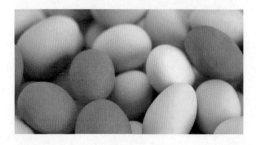

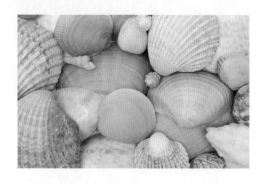

性。肺部 X 射线检查，两肺可见薄片状阴影。用孵化法检查大便，仍未发现虫卵。应用皮内试验，最后肯定为血吸虫病。

查明病因

宝宝诊断为血吸虫病，急性期。人与含有尾蚴的水接触，或饮用生水，尾蚴即可经皮肤或口腔黏膜进入人体而被感染。血吸虫病的病理改变主要由虫卵引起，可分为两类：一是由于成熟活卵内毛蚴头腺分泌物渗出卵壳，引起急性反应；另一类为不成熟虫卵引起，形成结节。主要病变在肠道及肝脏。肠道病变主要在大肠，其中以降结肠、乙状结肠及直肠为明显，由虫卵引起的嗜酸性脓肿，病灶浅表者可发生糜烂而发生溃疡。病变有新有旧，有急性与慢性，性质复杂。晚期肠壁可发生纤维化、组织增生及萎缩，肠壁增厚，黏膜高低不平，可发生皱褶及息肉。纤维化、瘢痕化明显部分可引起肠管狭窄。

中医预防及保健

血吸虫病是乙类传染病。预防血吸虫病要综合治理，发现病人、病畜，积极治疗，以消灭传染源。在血防部门的组织领导下，统一进行大规模的灭螺活动。管理粪便，防止人、畜粪便污染水源，安全用水等。

宝宝全身非感染性疾病

【病例1】宝宝徐XX，女孩，4岁。两小时来吐、泻，半小时来发热、烦躁、谵妄。

宝宝症状

宝宝吃晚饭后约一小时，出现腹痛、腹泻、呕吐。腹痛呈阵发性，以脐周为主，同时伴腹泻，共4次，为水样便，粪质不多，无脓血。继而呕吐，共3次，吐物为胃内容物，非喷射样。一小时来出现发热，达39℃。同时宝宝烦躁不安，谵妄。病前无不洁饮食史。晚餐曾吃过存放已久的土豆，未食用其他蔬菜。

医院检查

宝宝体温38.5℃，呼吸34次/分钟，脉搏132次/分钟。宝宝营养发育尚可。神志不清，阵阵烦躁，面色发灰，巩膜无黄染，双眼轻度下陷，口唇发干，口腔黏膜清洁，咽无充血，扁桃体不大。颈无抵抗。两肺呼吸音粗糙，未闻啰音。心音低钝，心律齐，未闻杂音。腹软不胀，脐周有轻度压痛，无肌紧张。肝、脾未及。四肢正常，皮肤无出血点及皮疹。

观察治疗

观察：宝宝发病急，症状出现于进食后一个小时，首先出现胃肠道症状，虽然同食者未见类似症状，仍应考虑为食物中毒。再询问家长有关土豆的情况，其母称土豆有的已发芽。尿常规检查未见异常。粪便常规检查未见红、白细胞，培养阴性。

治疗：立即进行洗胃、输液、镇静、降温等处理。经12小时的治疗，脱水已不明显，面色好转，安静不烦躁，未再呕吐，也未再排便。24小时后神志清楚。观察两天，一切平稳，痊愈出院。

查明病因

宝宝诊断为发芽马铃薯中毒。马铃薯即土豆，含有茄碱，是一种强碱性贰生物碱，对胃肠道黏膜刺激性强，对中枢神经有麻醉作用，并可发生溶血。高温煮熟煮透可破坏茄碱，遇醋酸易分解成无毒的茄。但火烤或炒不易破坏。成熟土豆含茄碱极微，不致引起中毒。绿色不成熟的土豆或发芽的土豆，尤其是在皮芽孔部及芽胚部，含茄碱量可高数倍至数十倍，食后即可中毒。一般在食后

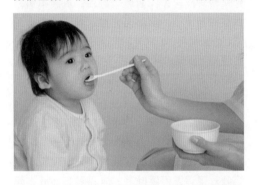

数十分钟至数小时即可发病，主要表现为胃肠道症状，尚可见中枢神经症状、甚至发生呼吸衰竭。少数病例可见溶血性黄疸和溶血性贫血。治疗着重催吐、洗胃、导泻及对症处理。呕吐、腹泻明显者，可不作催吐和导泻处理。

中医预防及保健

注意饮食卫生谨防食物中毒。

【病例2】宝宝杨 XX，男孩，22 天。出生后第 3 天起即腹泻、呕吐。

宝宝症状

宝宝足月顺产，出生时一般情况尚可。出生后第 3 天开始喂母乳，第 4 天即出现腹胀、腹泻伴呕吐。腹泻每日 5～6 次，为不消化稀黏便，未见脓血。呕吐 2～3 次，与进食无关，非喷射性。明显腹胀。家族中未发现有遗传病者。

医院检查

宝宝体温 36.3℃，呼吸 34 次／分钟，脉搏 150 次／分钟。宝宝营养发育差。神志清楚，精神反应差，面色较苍白，巩膜不黄，口腔黏膜清洁，咽部无充血。两肺呼吸音正常，心音尚可，心律齐，未闻杂音。腹胀明显，全腹软无压痛。肝在右肋下剑突下 2cm。脾在左肋下 2cm。四肢活动尚可，肌张力正常，下肢未见浮肿。

观察治疗

观察：宝宝于出生后第 3 天出现腹泻及呕吐，腹泻重而呕吐轻。未见黄疸，肝、脾增大。病后无发热，全身中毒症状相对较轻。

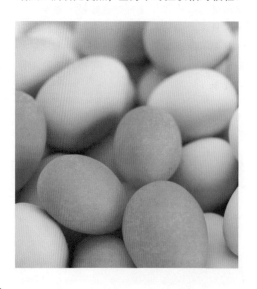

尿常规检查未见异常。粪便常规检查未见红、白细胞。胸部 X 射线检查，心、肺正常。肝功能检查，胆红素及 GPT 在正常范围。

治疗：住院后禁食 24 小时，未再出现腹泻和呕吐。又喂母乳后，腹泻和呕吐又重现。改用牛奶后仍有吐、泻，但比母乳喂养轻些。改用米粉制奶糕后大便正常，每日 1～2 次，未再出现呕吐，考虑与喂奶有关。给以口服葡萄糖和半乳糖时，不吐不泻，且血糖上升。服用乳糖后血糖不上升，且又出现呕吐、腹泻。停喂乳类，改喂糕干粉，一切均正常。

查明病因

宝宝诊断为先天性乳糖不耐受症。乳糖为双糖，在乳糖酶的作用下水解为葡萄糖和半乳糖。当乳糖酶缺乏或乳糖酶的活性减低时，出现乳糖在血液中增高，出现乳糖不耐受现象。宝宝乳糖不耐受症可分为三种类型：家族性乳糖不耐受症，先天性乳糖不耐受症，迟发型乳糖不耐受症。迟发型乳糖不耐受症在出生后几年才出现症状。宝宝杨 XX 在出生后开始喂母乳即出现症状，可肯定为先天性，主要表现为腹泻、腹胀、呕吐。如不及时控制乳糖食品，最终可导致死亡。

中医预防及保健

乳糖不耐受症的预防：少量多次摄入乳制品。即使乳糖酶缺乏个体，也可耐受少量乳类，不会出现不耐受症状。限制一天中摄入乳糖总量，少量多次食用也可减轻乳糖不耐受反应。只要每次饮牛奶时能掌握合理的间隔时间和每日摄入总奶量，就可避免出现乳糖不耐受症状。不宜空腹饮奶。有乳糖不耐受者，不宜清晨空腹饮奶。在进食其他食物的同时饮用牛奶，例如乳制品与肉类和含脂肪的食物同时食用时，可减轻或不出现乳糖不耐受症状。
先用发酵乳（特别是酸奶）

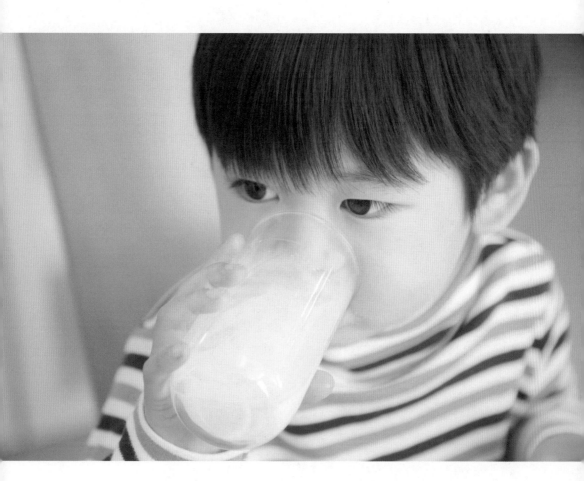

宝宝呕吐早知道

7

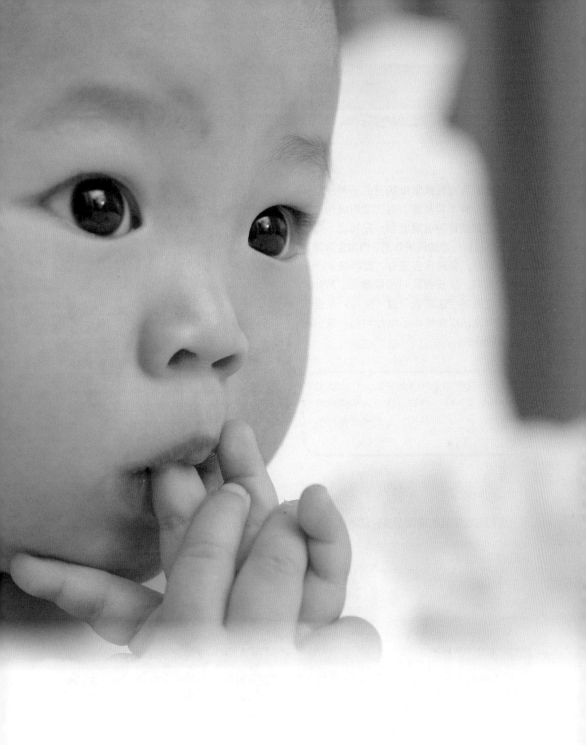

家长必备宝宝呕吐常识

如何定义宝宝呕吐

呕吐是宝宝疾病常中较见的一种症状，是宝宝的一种本能反应。当宝宝呕吐时，胃内的有害物质可随着呕吐物一起排出，对宝宝的身体起到一定的保护作用。但宝宝频繁、长期的呕吐，会对宝宝进食、营养吸收产生一定的影响，家长要及时予以重视。另外，家长要注意将宝宝呕吐与宝宝漾奶、反刍现象区别开来，以免延误了治疗时机，或引起不必要的恐慌。

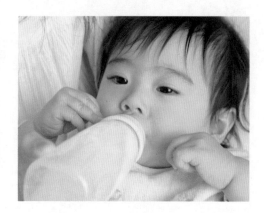

漾奶：多见于 6 个月内的婴儿，往往是由于喂养不当，喂奶时有气体吸入胃内；或因贲门松弛，在喂奶后不久有少量奶汁倒流到口腔。

反刍：宝宝的下颌和咽部肌肉运动加强，使胃内容物回到口腔，见于精神状态异常、重度营养不良、体格发育落后的宝宝。

引发宝宝呕吐的常见疾病

引起宝宝呕吐的病因很多，以消化系统疾病和中枢系统疾病最为常见。

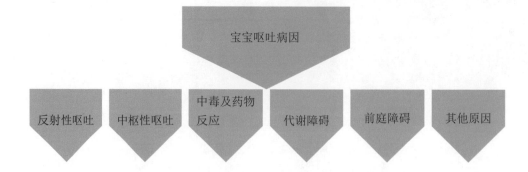

宝宝呕吐病因

反射性呕吐　中枢性呕吐　中毒及药物反应　代谢障碍　前庭障碍　其他原因

反射性呕吐

咽喉部疾病	咽炎、扁桃体炎、咽后壁脓肿、喉头异物、食物刺激等。
食管疾病	先天性者可见食道狭窄或闭锁、先天性食管过短、先天性食道裂孔疝、
致病性大肠杆菌肠炎	食管憩室、先天性食管气管瘘、双食管、食管蹼、先天性食管扩张等。
	后天性食管疾病有食管烧伤后瘢痕狭窄、食管异物、食管静脉曲张等。
胃部疾病	炎症性者见于各种胃炎、胃肠炎、消化性溃疡等。
	非炎症性病变见贲门松弛症、胃扭转、胃结块症、胃黏膜脱垂症、幽门痉挛、幽门肥大性狭窄等。
肠道疾病	肠道感染性疾病中为病原体引起的肠炎。
	非感染性炎症可见非特异性肠炎。先天性肠道病中有先天性肠狭窄、闭锁，先天性肠旋转不良、消化道重复症、回肠远端憩室等。
	后天性者有肠梗阻、肠套叠、巨结肠等。
腹腔脏器疾病	肝胆疾病，肝炎、胆囊炎、胆道感染、胆道蛔虫症、胆道闭锁、急性或慢性胰腺炎、急性阑尾炎、急性肠系膜淋巴结炎、肠系膜上动脉综合征、先天性膈疝和膈膨升，原发性和继发性腹膜炎等。
呼吸系统疾病	上呼吸道感染及下呼吸道感染时，均可引起呕吐。
泌尿系统疾病	急性肾炎伴高血压或心功能不全，性肾炎伴尿毒症、泌尿系感染、各种疾病引起的肾病变。
循环系统疾病	各种心脏病伴发心功能不全、高血压或低血压、阵发性心动过速、频发性早搏、严重的心律紊乱等。

中枢性呕吐

中枢性呕吐是宝宝呕吐的常见病因之一，一般发病急、预后不良，家长应特别加以注意。

中枢神经感染	细菌引起的脑膜炎，包括化脓菌和结核菌。
	病毒引起脑膜脑炎，有脑脓肿、脑寄生虫病等。
中枢非感染性疾病	包括脑血管病和脑占位性病变，可见脑血管畸形、脑出血、脑肿瘤等。
其他病因	宝宝常见者为呕吐型癫痫。

根据宝宝症状判断呕吐病因

发热	应考虑感染性疾病；
咳嗽、呼吸困难	为呼吸道感染；
腹泻	为胃肠道感染；
头痛、脑征	为中枢感染；
尿液改变	为泌尿系感染；
定位性腹痛	粪便胆道感染、急性阑尾炎、胰腺炎、腹膜炎等；
急性传染病	白喉、百日咳、流行性脑脊髓膜炎等。
腹胀	可为中毒性肠麻痹，或机械性肠梗阻。
脱水	应考虑水、电解质紊乱，酸碱平衡失调，内分泌疾病；
头痛	应想到肿瘤、出血、栓塞、癫痫、前庭功能紊乱、高血压病等；
神志改变	中枢病变，各种中毒；
伴眩晕	可见于高血压及低血压、低血糖、癫痫、美尼尔病。

宝宝呕吐的一般处理

宝宝频繁地呕吐，会对宝宝进食和营养吸收产生不良影响，家长应注意进行控制。可采取禁食、静脉补充营养及水分。如果宝宝呕吐是因为喂养不当引起，家长可注意改进喂养方法，做到合理喂养、科学喂养。当宝宝查明患有胃扭转、贲门松弛症、短食管等，家长可用体位喂养，以减少宝宝呕吐的发生。宝宝精神性呕吐，家长可对宝宝进行精神调节，从宝宝思想上进行疏导治疗。

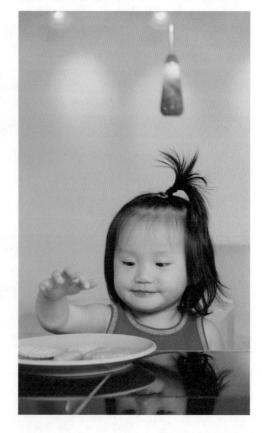

宝宝呕吐典型病例解析

宝宝胃肠道先天性畸形

【病例1】 宝宝张 XX，男孩，两天。因频繁呕吐伴呼吸暂停一日。

宝宝症状

宝宝 8 个月早产，出生时无窒息。出生 8 小时后开始喂奶，12 小时出现呕吐，且逐渐加重。吐物为羊水及胃内容物。停止进食后呕吐减少。入院前 8 小时因吸入呕吐物而出现呼吸暂停，其后呼吸即不规律，时有暂停。曾排出少量胎便。

医院检查

宝宝体温 36.5℃，呼吸 40 次/分钟，脉搏 150 次/分钟。早产儿外貌，精神反应差，皮肤和巩膜无黄染，前囟平坦，口周发青，咽部无充血，两肺呼吸音粗糙，心音尚可，律齐，心率快，未闻杂音。腹胀以上腹较为明显。未见胃蠕动波。肝脾未及。全腹未及包块。四肢正常，大腿外侧皮肤发硬，表面不发红。

观察治疗

宝宝入院后吸氧、禁食、静脉输液。因感染征象不明显，未用抗生素。胸部 X 线检查，心、肺未见异常。腹部平片，左上腹可见扩大的胃腔，未见肠型及肠积气。宝宝情况恶化，经抢救无效死亡。尸检见胃腔明显扩大，内有大量液体，幽门部有一隔膜，胃与十二指肠不相通。十二指肠以下的肠腔细小。

查明病因

宝宝诊断为先天性幽门闭锁。该病是少见的消化道畸形，属于肠管在胚胎发育过程中的腔化异常。部分宝宝为先天性，可能与常染色体隐性遗传有关。本病例属隔膜型，即一环形薄膜将幽门部隔为上下两端，将腔道完全阻塞，特点为出现幽门梗阻症状。上消化道钡餐检查是最有价值的诊断技术。

中医预防及保健

在孕期孕妇应均衡营养，注意饮食起居。有不适症状可以及时看中医进行调理。不要等到孩子出生，导致先天不足。一定要在孕期注意全面的保养。

【病例2】 宝宝李 XX，女孩，1 周岁。因呕吐二十余天来门诊。

宝宝症状

宝宝近 20 天来进食后呕吐，呕吐物为食物和胃内容物，有少许黏液。为非喷射性呕吐。吐后食欲仍可。病后无发热、腹泻等表现。大便次少，粪便质量不多。宝宝系第 1 胎，足月顺产。生后母乳喂养。8 个月开始添加辅食，已能吃米粥。运动发育正常，已能独自行走，但不稳。健康情况良好，很少生病，未接种过任何预防免疫。

医院检查

宝宝营养发育差。神志清楚，精神尚可。慢性消耗性病容。前囟未闭，平坦。呼吸平稳，28次/分钟。脉搏120次/分钟。面色较苍白，咽部无充血，口腔黏膜清洁，浅表淋巴结不大，胸廓对称，两肺呼吸音正常。心音尚可，律齐，未闻杂音。腹软，肝在右肋下，质软。脾未及。胃区未见蠕动波。全腹未及异常包块。四肢肌力和活动正常。皮肤未见皮疹及化脓病灶。未引出病理反射。

观察治疗

观察：宝宝粪便常规阴性，潜血阴性。上消化道钡餐检查，钡剂进入食道上段时，即反流吐出 ， 少量钡剂可通过食道进入胃部。食道下端贲门口无扩张及狭窄，胃形态正常，钡餐通过幽门顺利。病变部位似在食道上端，为进一步明确病变性质，作食道镜检查，未见异常。食道镜检查后，进食后呕吐明显减少。5天后情况又复现。半月后，食物通过良好，食道未见异常，钡餐通过顺利。作第2次胃镜检查。发现食道上部可见疤痕狭窄。

治疗：再次询问家长，了解到宝宝两个月前在玩耍时曾误食生石灰一颗，约花生米大小。诊断明确，转五官科治疗。

查明病因

宝宝诊断为烧伤后的食道狭窄。宝宝后天性食道狭窄多见于误食腐蚀剂后，表现为上消化道病变。一般腐蚀剂损伤多伴有口腔严重灼伤，宝宝疼痛，症状明显。宝宝李XX吞入物为生石灰，无上述过程，所以未被家长重视。该病治疗办法是进行食道扩张术，扩张时间长短不定，视狭窄的程度而定。对于食道烧伤，急性期应用抗生素预防感染，同时应用肾上腺皮质激素进行治疗。

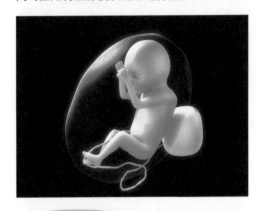

中医预防及保健

预后保健可以考虑看中医进行调理，会得到比较好的恢复。防止预后的营养不均衡。

宝宝消化系统非感染性疾病

【病例1】宝宝徐XX，男孩，两岁。近5小时哭闹不安，伴呕吐住院。

宝宝症状

宝宝吃饭后胃部不适，呕吐一次，精神稍差。3小时后阵阵哭闹，同时伴呕吐，非喷射性。呕吐物为胃内容物，最后有咖啡样物。病后无发热、未排便。宝宝既往无胃痛史。偶有饮食不当而呕吐。无排黑便史。

医院检查

宝宝体温36.8℃。呼吸30次/分钟，脉搏135次/分钟。宝宝神志清楚，精神萎靡，痛苦表情，急性病容。面色稍苍白，口周发青。咽部无充血。两肺呼吸音清，未闻干、湿啰音，心音尚可，心率快，律齐，无杂音。腹稍胀，肝脾未及。全腹有压痛，因宝宝不配合，无法判定主要压痛部位，但无肌紧张。肠鸣正常。皮肤无皮疹及出血点。四肢活动正常，两侧肌力相等。

观察治疗

观察：宝宝病程短，虽然体温正常，尚难排除感染存在。宝宝阵阵哭闹，伴呕吐，说明宝宝有病痛存在，考虑为急腹症。呕吐有咖啡样物，可见于剧烈呕吐时，并不能说明是有溃疡存在。

治疗：宝宝住院后禁食，静脉输液，加用青霉素。胸腹部 X 线摄片未见异常。仍有呕吐，且呕吐内容伴血量增多，色泽更鲜红。排便一次，发黑，潜性试验强阳性。上消化道出血已比较明确。复查外周血象，采取输血、止血等保守治疗。在抗休克的同时，做剖腹手术，手术中证实宝宝为胃穿孔。

查明病因

宝宝诊断为胃溃疡、出血、穿孔并发腹膜炎。年幼宝宝所见胃溃疡，多为急性发病，诊断困难，常以急性出血、穿孔就诊。早期体征不典型，加上宝宝年龄小叙述不清，易诊断为胃炎、胃痉挛。须密切观察病情，及时作出诊断。

中医预防及保健

胃溃疡是多发病、慢性病，易反复发作，呈慢性经过，因而要治愈胃溃疡，需要一个较为艰难持久的历程。必须坚持长期服药，注意饮食卫生、偏食、挑食、饥饱失度或过量进食冷饮冷食，辣椒等一定要禁食。

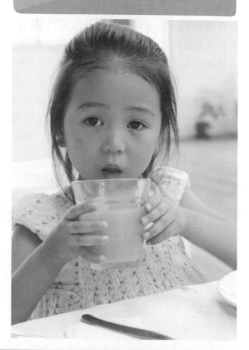

【病例 2】宝宝陈 XX，男孩，4 天。腹胀，呕吐 1 天。

宝宝症状

宝宝足月顺产，生后无窒息。中度腹胀，进食后则吐，进而腹胀加重，呕吐频繁。呕吐物为胃内液混有胆汁。曾排过胎便。病后无发热及腹泻。

医院检查

宝宝体温 35.8℃，呼吸 50 次 / 分钟，脉搏 150 次 / 分钟。精神反应差，阵阵烦躁，面色苍白，呼吸急促，口周发青，唇发绀。

口腔清洁，咽部无充血。两肺呼吸音粗。心音低钝，心率 150 次 / 分钟，律齐，未闻杂音。腹胀明显，腹壁静脉明显暴露。全腹有压痛，肌紧张。肝浊音界消失，有移动性浊音，肠鸣几乎听不到。四肢未见异常。全身皮肤发花，肢端发凉。

观察治疗

宝宝入院即进行抢救治疗。吸氧、胃肠减压。输液及青霉素和氨苄西林点滴。拍摄胸片发现肺部纹理变粗，未见片影。心搏动减弱，心脏大小正常。腹部 X 线平片可见游离气体，肠腔充气、扩张，腹腔密度增深，散在钙化灶。腹腔穿刺，抽出黄色液 10ml，常规检查为渗出液，送细菌培养。腹腔液培养阴性。立即进行手术治疗。

查明病因

宝宝诊断为胎粪性肠梗阻、穿孔，胎粪性腹膜炎。宝宝发生穿孔后主要表现为腹膜炎或肠梗阻。如果穿孔发生在宝宝出生后，易发展为胎粪性腹膜炎。该病本身非感染性，而是由于胎粪进入腹腔，加以各种消化液及消化酶，引起强烈的化学反应而导致的，属于无菌性腹膜炎。常见症状为腹腔有游离气体，可触及明确的肿块，腹壁有局限性或弥漫性蜂窝组织炎，全身情况急剧恶化，有败血症和全身感染征象。

宝宝消化系统感染性疾病

中医预防及保健

本病例病情较杂，建议对症治疗。预后需要中医的调理，全面改善消化系统。

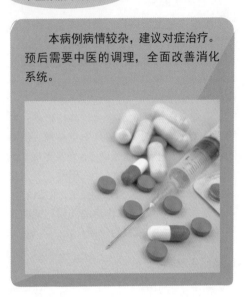

【病例 1】宝宝程 XX，女孩，两天，呕吐伴有咖啡样物一天。

宝宝症状

宝宝第 1 胎第 1 产，羊水早破顺产。生后无窒息。生后不久即出现呕吐，初为黏液，后伴有咖啡样物。半天来出现阵发性发绀。已有胎便。未给宝宝测量体温。

医院检查

宝宝体温 38℃，呼吸 45 次 / 分钟，反应尚可，口唇轻度发绀。口腔黏膜清洁，咽反射存在。两肺呼吸音正常。心音尚可，心率 160 次 / 分钟。律齐，未闻杂音。腹胀满，尤以上腹明显，似有压痛。四肢肌力正常。拥抱反射和觅食反射存在。

观察治疗

宝宝胸部 X 线检查心脏正常，右下肺纹理增重。用氨苄西林控制感染，对症处理。第 2 天皮肤黄染明显，呕吐不止，腹胀加重，肺部可闻啰音，体温上升至 39℃。呕吐物为黄色脓样物，量多。作胃肠减压时，从胃管抽出大量上述脓液，再次脓性培养为金黄色葡萄球菌。上消化道造影，经胃管注入，提示上消化道未见畸形。继而出现口腔化脓性溃疡。

查明病因

宝宝诊断为化脓性胃炎，口腔化脓性溃疡。本病可由其他器官感染经血源扩散而引起，也可继发于胃部疾病、或由口腔吞入病原菌直接从糜烂处进入胃壁而引起。宝宝碘液造影可见胃扩张、胃潴留、黏膜增粗、排列走行紊乱。本病的病死率高，关键是及早诊断，及早应用强有力的抗生素控制感染。可采用引流排脓，支持疗法，部分宝宝可作胃部分切除。

【病例2】宝宝程XX，男孩，5岁。发热、呕吐、腹痛。

宝宝症状

宝宝近两天来发热，体温38.5℃。同时伴腹痛，位置不定。呕吐每天3～4次，呕吐物为胃内容物，非喷射性。大便正常。无咳嗽、流涕等呼吸道症状。

医院检查

宝宝体温39℃，呼吸32次/分钟，脉搏116次/分钟。宝宝营养发育中等，神志清，精神尚可，呼吸平稳，面色正常，咽部无充血，扁桃体不大，浅表淋巴结不大，两肺呼吸音清。心音尚可，心率116次/分钟，律齐。腹软、平坦，全腹有压痛，以右中腹为明显，无肌紧张，未及肿块。四肢活动正常。皮肤无出血点及皮疹。

观察治疗

观察：宝宝除高热、消化道症状外，无其他系统表现。与常见的急性腹痛相比，病情轻些。压痛在右中腹，不是典型阑尾区，但高位或异位阑尾也是存在的。

治疗：先用保守治疗，肌肉注射青霉素。住院第2天，体温仍高，但腹痛及呕吐症状未加重，腹部检查同前，无肌紧张。为绝对排除急性阑尾炎，在家长的要求下，作剖腹探查。手术中发现阑尾无炎症，在回肠末端有数个淋巴结充血、水肿。继用原治疗不变。第3天体温开始下降，第4天即正常。腹痛及压痛也消失。继用药两天，停药后情况良好。

查明病因

宝宝诊断为急性肠系膜淋巴结炎。腹痛、呕吐可见于多种疾病，所以本病诊断难度大。有时在淋巴结发炎部位可触及结节样肿物，但因位置较深或腹部脂肪较厚，很少能检查出来。本病预后良好，应用抗生素治疗，数日即可痊愈，未见有并发症。

中医预防及保健

小儿急性肠系膜淋巴结炎，为小儿腹痛的常见病因之一，临床上易与急性阑尾炎相混淆，多见于7岁以下的小儿，多属病毒感染。及早行腹部B超检查可明确诊断，防止疾病的误诊，有助于正确处理病情，指导治疗，提高疗效。

宝宝中枢神经系统疾病

【病例】宝宝石XX，男孩，28天。发热、精神差、伴呕吐。

宝宝症状

宝宝足月顺产，出生时无窒息，出生后一切状况良好。母乳喂养。近10天进食差，体温高达38.5℃以上。近两天来呕吐，每天2～3次，与进食无关，非喷射性。精神反应变差。病后曾用上感服药，效果不明显。家中近期无有感染者。

医院检查

宝宝体温37℃，呼吸40次/分钟，脉搏120次/分钟。宝宝营养中等。反应差。皮肤和巩膜无黄染。呼吸平稳。面色正常。咽部稍充血。颈抵抗可疑。两肺呼吸音清。心音尚可，律齐，无杂音。腹软、稍胀，肝脾未及。双上肢肌力正常，双下肢肌力低下。皮肤未见化脓病灶。

观察治疗

宝宝持续高热 39℃以上，烦躁不安，神志处于昏迷状态。考虑为病毒脑炎，用抗生素静脉点滴。入院第 3 天双肺出现多数干、湿啰音。床边胸部 X 线检查，心脏未见异常，两肺可见小点片阴影。在原有青霉素治疗的基础上，加用氨苄西林和阿米卡星。入院第 5 天出现全身性抽搐，止抽后双侧瞳孔大小不等，呼吸不规则、暂停，面色发灰，唇色发绀。最终抢救无效死亡。

查明病因

宝宝诊断为肠道病毒脑炎，支气管肺炎。在散发性脑炎中，发病数最高者为肠道病毒，主要柯萨奇和埃可病毒。宝宝脑脊液中有三种病毒中和抗体滴度均增高，但以新肠道病毒 71 型为最高，已超过健康人群抗体的 4 倍，由其所致脑炎首先应考虑。其他两型病毒因未作第 2 次复查，很难确定是否为致病原因。

中医预防及保健

病毒性脑炎是病毒所致脑实质和脑膜炎症。当病毒进入人体后，首先进入血液，引起病毒血症，随后可侵入全身器官或中枢神经系统；亦可由病毒直接侵犯中枢神经系统。发生病毒脑炎时，常引起神经细胞的炎症、水肿、坏死等改变，出现一系列临床表现。当炎症波及脑膜时，则称为病毒性脑膜脑炎。本病多属自限性疾病，但部分病例可有后遗症。从预防上讲，要提高抗病能力，减少感冒与肠道感染，一旦患病要及时有效地治疗，防止其恶化。按时接种麻疹、风疹、腮腺炎等疫苗；灭蚊、防蚊、预防接种乙型脑炎疫苗等。

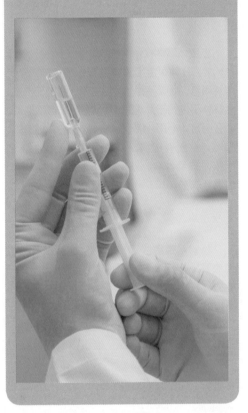

宝宝非消化系统感染性疾病

【病例】宝宝李 XX，男孩，6 岁。发热、咳嗽伴呕吐 5 天。

宝宝症状

宝宝于近 5 天来发热，体温为 38℃～39℃，伴咳嗽，咳后有时吐，特别在进食后。无明显流涕等表现。病后精神尚可，食欲不佳，大小便正常。胸部 X 线检查未见异常。

医院检查

宝宝体温 37.5℃，呼吸 22 次 / 分钟，脉搏 110 次 / 分钟。宝宝营养发育良好，精神尚可，呼吸平稳，无缺氧表现，咽充血，扁桃体不大。两肺未闻干、湿啰音。心音有力，律齐。腹软，肝脾未及。四肢活动良好。皮肤未见出血点。

观察治疗

宝宝一般情况尚可，胸部 X 线透视，心肺未见异常。按上呼吸道感染，用口服抗生素、中药止咳化痰药治疗。住院第 2 天体温即正常。观察两天准备出院，但宝宝咳嗽加重，出现阵发性痉挛性咳嗽，连续数十声，有时带"回钩"，伴呕吐大量黏痰而终止。询问家长，知幼儿园小朋友有类似咳嗽者数人。诊断明确，带药出院。

查明病因

宝宝诊断为百日咳。宝宝在发病初期出现咳嗽后呕吐，并不是百日咳的特有表现。百日咳的特点是病初为声咳，伴发热，第 2 周体温降低而咳嗽加重，为典型的阵发性、痉挛性咳嗽。出生 3 个月内的宝宝往往无阵发性、痉挛性咳嗽，当然也无呕吐，而以阵发性呼吸暂停、青紫为特点。当怀疑宝宝为百日咳时，应注意检查舌系带有无溃疡。

中医预防及保健

百日咳是小儿常见的急性呼吸道传染病，百日咳杆菌是本病的致病菌。其特征为阵发性痉挛性咳嗽，咳嗽末伴有特殊的吸气吼声，病程较长，可达数周甚至 3 个月左右，故有百日咳之称。患病宝宝要注意：保持室内空气的通畅，在空气新鲜的地方适当做些活动，忌饮食过饱，少吃多餐，易消化，富营养，以利吸收，增加抗病能力。

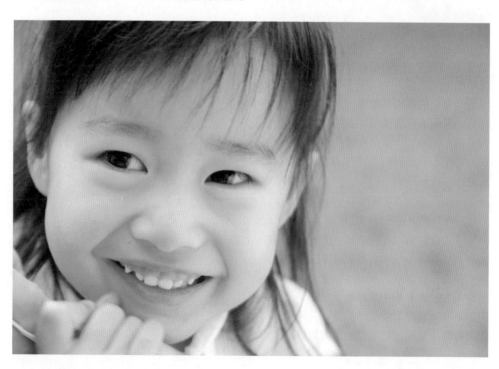

宝宝其他系统非感染性疾病

【病例】宝宝李XX，男孩，两岁。发热、咳嗽、吐纳差一周，吐泻3天住院。

宝宝症状

宝宝于近一周来发热，体温38℃～39℃，伴有咳嗽，痰不多。病后食欲不振。按上呼吸道感染治疗，但未见明显效果。近3天来出现呕吐，每日2～3次，非喷射性，呕吐物为胃内容物。腹泻每天3～4次，为消化不良便。

医院检查

宝宝体温38.5℃，呼吸深长，32次／分钟，脉搏120次／分钟。宝宝营养发育差，体形消瘦。神志清楚，精神不振。面色发灰，口唇稍发绀。眼窝凹陷。咽充血。浅表淋巴结不大。两肺呼吸音粗糙，未闻干、湿啰音。心音低钝，律齐，未闻杂音。腹软，肝脾未及。四肢未见异常。

观察治疗

宝宝经过各项检查，按支气管炎和重度脱水、酸中毒处理。用静脉点滴霉素，补液3天，其中葡萄糖浓度为8%。经上述处理后，宝宝尿量增多，但脱水和酸中毒未见减轻，反而加重。于第4天突然发生昏迷。作腰穿检查脑脊液未见细胞，蛋白和氯化物正常。查血糖，才考虑到糖尿病，但未来得及用胰岛素，宝宝因抢救无效死亡。

查明病因

宝宝诊断为小儿糖尿病。当宝宝患有糖尿病时，症状一般不典型，可无三多现象，特别是无多饮多尿，所以难以及时诊断。往往是发生脱水和酮中毒时才发现。而消瘦、乏力、精神萎靡为宝宝常见症状。发热，咳嗽等呼吸道感染，可诱发糖尿病加重，或两者并存。严格来讲，在补液过程中输入葡萄糖也可使宝宝血糖一过性增高，大量葡萄糖的输入更加重了糖尿病的恶化。

中医预防及保健

小儿糖尿病的发病原因尚不清楚。一般认为，遗传是小儿得糖尿病的重要原因。在积极治疗的前提下，饮食上要注意，因小儿处于生长发育阶段，故饮食应能满足小儿营养及热量需要，维持血糖稳定，不应过度限制饮食，但应定时、定量进餐。

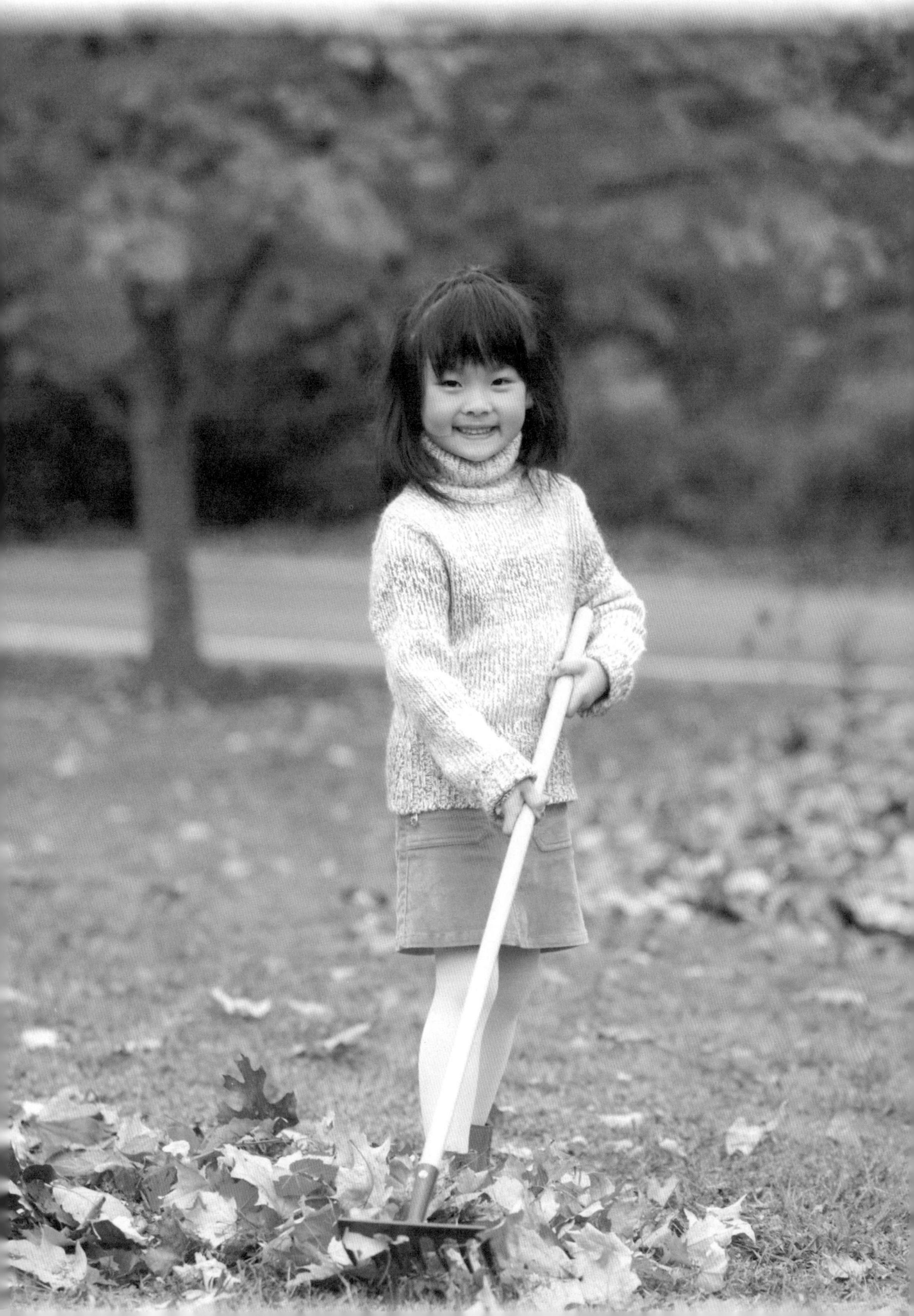

宝宝水肿早知道

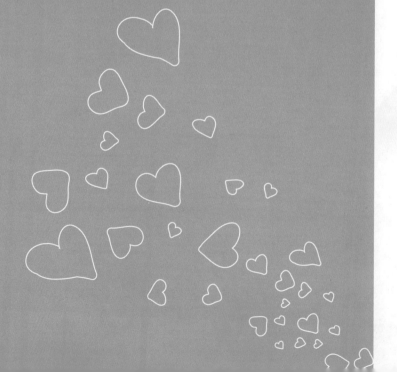

8

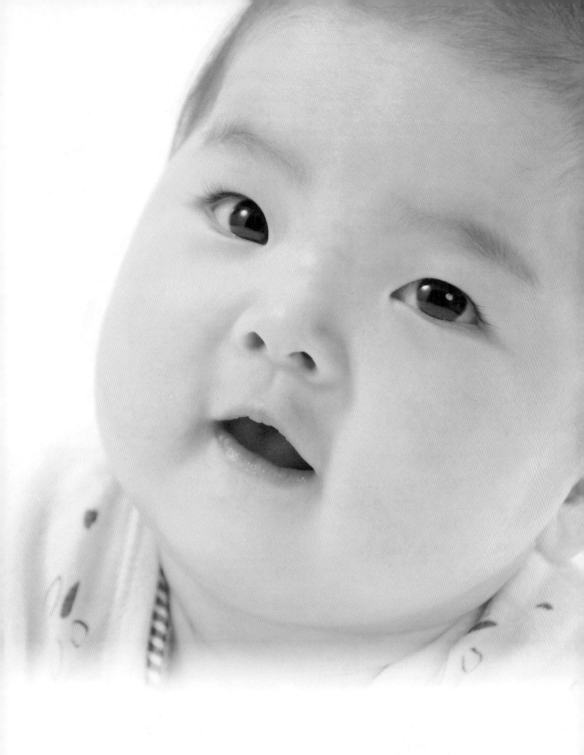

家长必备宝宝水肿常识

如何定义宝宝水肿

水肿是指宝宝的皮肤和皮下组织有过量的液体积聚，形成浮肿。家长可根据宝宝体重的增减来判断水肿程度的轻重。但全身性水肿程度的轻重，只能作为家长判断宝宝疾病早晚的依据，而不能用来判断宝宝病情的轻重。

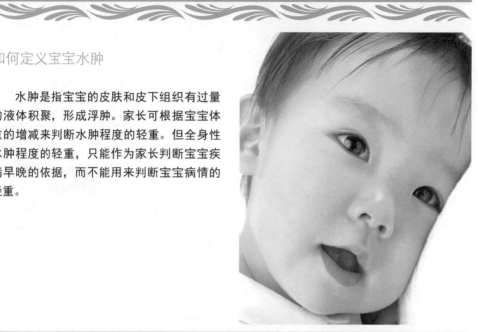

宝宝面部及下肢轻度水肿	体重约增加 5%
宝宝面部及四肢水肿明显，呈可凹性	体重约增加 10%
宝宝面部及四肢水肿明显，且伴胸腔积液或腹水	体重约增加 10% ～ 15%

引发宝宝水肿的常见疾病

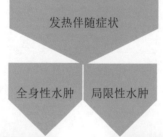

发热伴随症状

全身性水肿　　局限性水肿

营养性水肿：营养不良、低蛋白血症、贫血。

心源性水肿：心力衰竭。

局部炎症：皮肤感染、蜂窝组织炎。

肢体静脉血栓形成及血栓性静脉炎。

肾原性水肿：各种肾脏疾病。

肝原性水肿：肝炎、肝硬变。

内分泌疾病：甲状腺功能不全、糖尿病、皮质醇增多症。

水、电解质紊乱：水中毒、低钠血症、高钠血症。

结缔组织病：风湿性心脏病、红斑狼疮、皮肌炎等。

药物所致水肿。

其他原因：新生儿硬肿症、间脑综合征。

下肢静脉曲张所致肿。

慢性上腔或下腔静脉阻塞综合征。

淋巴回流受阻：丝虫病、非特异性淋巴管炎。

血管神经性水肿。

其他原因：局部黏液性水肿、流行性腮腺炎。

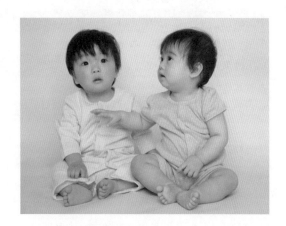

引发宝宝水肿的常见因素

水肿发生机理

血浆胶体透压降低	毛细血管血压增高	毛细血管壁通透性增加	水、电解质紊乱	淋巴回流淤滞	内分泌功能障碍

根据宝宝症状判断水肿病因

很多疾病都可引发宝宝水肿。家长了解宝宝水肿的伴随症状，对分析引起宝宝水肿的病因具有非常重要的作用。

营养发育差，伴有腹泻、贫血	营养不良性水肿
全身性水肿，伴有呼吸困难，水肿以下肢及眼睑为主	心源性水肿
急性起病，尿量减少	急性肾炎
伴有发热	急性感染性心肌炎、心包炎、结缔组织病
心源性水肿伴腹水	缩窄性心包炎、三尖瓣狭窄、三尖瓣下移
贫血伴水肿、出血	再生不良性贫血、白血病，伴有黄疸的溶血性贫
尿少、尿液外观改变	肾源性及溶血性水肿
头痛、呕吐等高血压表现	肾炎肾病、肾血管畸形
尿有改变，伴发热、关节症状、皮疹	结缔组织病
黄疸、肝肿大、伴轻度水肿	慢性肝炎
手足麻木、怕冷、皮肤蜡黄干燥、毛发脱落、反应迟钝	B 族维生素缺乏症
多尿、高血压、低血钾、血钠高	醛固酮增多症
局限性水肿，伴有红、肿、热、痛	痈、丹毒、蜂窝组织炎
具有疼痛、压痛	静脉血栓、静脉炎
气促、咳嗽、声哑、发绀	上腔静脉阻塞综合征
腹胀、腹壁静脉曲张、肝大	下腔静脉阻塞综合征
乳糜尿、乳糜血尿	淋巴回流受阻
皮炎、关节肿	血管神经性水肿

宝宝水肿的一般处理

宝宝出现水肿，家长应注意进行饮食调节。营养性水肿，应为宝宝摄取高蛋白饮食；全身性水肿时，家长可根据宝宝的水肿程度，对宝宝进行限盐、限水；局部性水肿，则无须对宝宝采取限制性和特殊饮食；过敏性水肿，家长要为宝宝去掉导致过敏的食品；心源性水肿的宝宝，家长要限制其活动，直至绝对卧床休息。

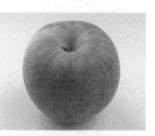

在对宝宝进行治疗的同时，要注意预防宝宝的继发性感染，特别是皮肤感染。要注意保持宝宝皮肤清洁卫生，经常给他变换体位，家里的床垫也要尽量松软。如果宝宝有腹泻或者阴囊水肿，家长则要特别注意宝宝肛门及外阴部的清洁卫生。

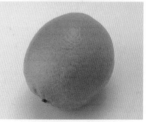

同时，要对宝宝进行心理疏导。减轻宝宝的精神负担，消除宝宝的悲观、失望心理，让宝宝对恢复健康重新树立信心，建立起战胜疾病的信心和勇气。

宝宝水肿典型病例解析

宝宝营养缺乏性疾病

【病例】宝宝胡 XX，男孩，5 个月。半个月来呕吐、腹泻、食欲减退，一周来咳嗽、声哑、浮肿。

宝宝症状

宝宝出生后母乳喂养，未添加任何辅食。发病前宝宝一般生长发育情况尚可，但于近半个月来出现呕吐与腹泻。呕吐多发生在进食时，食欲也同时减退。每日大便 5～6 次，绿色稀便，无脓血，水分中等量。近一周来又出现发热，体温高达 38℃～39℃，两天后体温降为正常，仍伴有咳嗽，并伴有声哑。出现眼睑和下肢浮肿。无尿少、尿频、尿痛等表现。

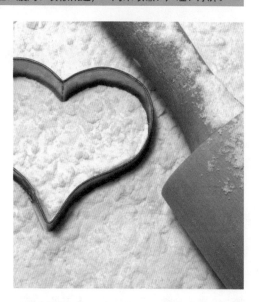

医院检查

宝宝体温 36.2℃，呼吸 30 次／分钟，脉搏 140 次／分钟。宝宝营养发育中等，神志清楚，精神萎靡，面色苍白，眼睑浮肿，口周稍青，口腔黏膜清洁，咽充血，扁桃体不大。两肺呼吸音正常。心音低钝，律齐，心率 130 次／分钟，无杂音。腹稍胀，但软而无压痛，无移动性浊音。肝在右肋下 3cm，脾在左肋下 2cm。四肢肌力减退，双下肢可见凹性浮肿。

观察治疗

观察：宝宝先有吐泻，后有咳嗽、发热、浮肿。可能为肠炎继发呼吸道感染，营养不良所致浮肿。四肢肌力减低，是否有低钾的可能。根据检查，血浆蛋白偏低，但血电解质无明显异常。心脏增大。肌力低下原因不明。

治疗：用维生素 B，每日 20mg。用药 3 天，病情有所好转。用药 1 周，症状消失。第 2 周起，用药减量。另外，乳母也口服维生素 B，给宝宝添加辅食。

查明病因

宝宝诊断为 B 族维生素缺乏症，该病多见于水稻产区的农村。食用当地自行加工的精白米，其中含有维生素 B 的含量极低。另外，煮饭时加碱太多，煮米弃汤等，都可破坏或丢失维生素 B。

中医预防及保健

维生素 B^1 缺乏症是因缺乏维生素 B^1 引起的疾病。多见于以大米为主食的地区，任何年龄均可发病。患有此病的宝宝饮食应多样化，不宜以精米、面为主食。改进烹调方法，减少维生素 B_1 损失。人工喂养儿应按时添加辅食。患感染或消化紊乱疾病时应补充维生素 B_1。小儿每日维生素 B_1 需要量为 0.5～1.5mg。

宝宝心血管疾病

【病例】宝宝李 XX，男孩，5 个月。3 个月来反复咳嗽，有时伴喘，近 5 天来病情加重，伴眼睑水肿。

宝宝症状

宝宝为第 1 胎足月顺产。出生后一般情况尚可。母乳喂养。满月后经常咳嗽，有痰，有时伴喘。曾有两次发热，持续 5～7 天。近 5 天来咳嗽加重，呈阵发性，轻喘。眼睑水肿。尤其以晨起明显。病后未觉发热。大小便正常。

医院检查

宝宝体温 37.8℃，呼吸 40 次 / 分钟，脉搏 140 次 / 分钟。宝宝营养发育中等。神志清楚，精神萎靡。呼吸稍促，无鼻扇，口周稍青，无发绀。眼睑轻度水肿。口腔黏膜清洁，咽充血。扁桃体不大。两肺呼吸音正常。心音低钝，律齐，无杂音。腹软。肝在右肋下 2cm，脾在左肋下及边缘。四肢活动正常，下肢无明显浮肿。

观察治疗

观察：宝宝反复咳嗽已经 3 个多月。本次加重测有低热，估计为再次呼吸道感染。无明显呼吸困难，似乎为上呼吸道感染。根据检查，心脏增大，未闻杂音，心肌病的可能性大。肺血少。

治疗：加用洋地黄，口服地高辛。住院第 3 天咳嗽减轻，眼睑水肿消失。

查明病因

宝宝为心肌病，上呼吸道感染。本病时常伴有咳嗽。宝宝咳喘的主要原因为呼吸道感染。

中医预防及保健

提高自身免疫力是预防此病反复发生的关键。

宝宝泌尿系统疾病

【病例】宝宝裴 XX，女孩，8 岁。头痛、呕吐、浮肿一天。

宝宝症状

宝宝前一天出现阵阵头痛，坐立时易呕吐，共呕 5 次，为胃内容。同时发现眼睑和下肢有轻度水肿。尿量较平时少，尿色稍深。宝宝在两周前曾发热、流涕、轻咳 3 天。既往无类似病史。

医院检查

宝宝体温 38.5℃，呼吸 32 次／分钟，脉搏 135 次／分钟。宝宝营养发育中等，神志清楚，精神尚可，呼吸急促，眼睑浮肿，口周不青，口黏膜清洁，咽充血，扁桃体不大。两肺呼吸音粗糙。心音尚可，律齐，无杂音。腹不胀，软而无压痛，无移动性浊音。肝在右肋下可及边缘，脾未及。四肢活动自如，双下肢可见凹性浮肿。

观察治疗

观察：宝宝疑为急性肾炎。

治疗：肌肉注射青霉素及利血平。卧床休息。低盐软饭。入院第 3 天，血压降低，头痛减轻，未再呕吐。精神见好。

查明病因

宝宝诊断为急性链球菌感染后肾炎。宝宝出现高血压，这是急性肾炎的三大主要症状之一。一般表现为头晕、头痛、恶心、呕吐，严重者可出现高血压脑病。急性肾炎的死亡，多在发病 1 周之内。

中医预防及保健

建议中西医结合治疗。

宝宝肝胆疾病

【病例】宝宝张 XX，男孩，3 个月。持续发黄约 7 周，半个月来伴下肢浮肿。

宝宝症状

宝宝是第 1 胎第 1 产。出生情况良好。出生后母乳喂养。出生后的第 3 天出现黄疸。精神食欲无改变。一周时，黄疸达到高峰，其后减退，10 天后消尽。在出生后的第 4 周，再次出现黄疸。尿色深，粪便色黄。但近半个月来呈灰陶土色。无传染性肝炎接触史。

医院检查

宝宝体温 36.2℃，呼吸 40 次／分钟，脉搏 140 次／分钟。宝宝营养发育中等，神志清楚，精神尚可，皮肤和巩膜明显黄染，呈暗黄色，口腔黏膜清洁，咽未充血，扁桃体不大，两肺呼吸音正常。心音尚可，律齐，无杂音。腹稍胀，腹水征阳性。肝在右肋下 4cm，脾在左肋下 2cm。四肢正常，双下肢可见凹性浮肿。

观察治疗

观察：宝宝出生后已有两次黄疸。均无发热，感染可能性不大。

治疗：经过 1 周抗感染治疗，体温降为正常。同时粪便色发黄。黄疸有减轻。1 周后，下肢浮肿消退。

查明病因

宝宝诊断为婴儿肝炎。胆汁黏稠综合征。本病为自限性疾病。多数为转氨酶正常或轻度增高，以直接胆红素增高为主。一般不演变为肝硬化。少数可因胆汁黏稠，阻塞胆管而出现肝后梗阻性黄疸。

中医预防及保健

婴儿肝炎综合征是指 1 岁以内婴儿（包括新生儿）由不同病因引起，主要以黄疸、肝功能损害、肝或脾大的一组症状。中西医结合治疗疗效明显。

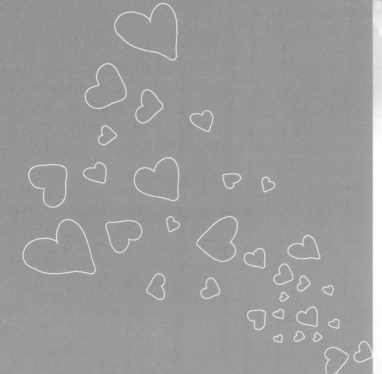

宝宝肝脾肿大早知道

9

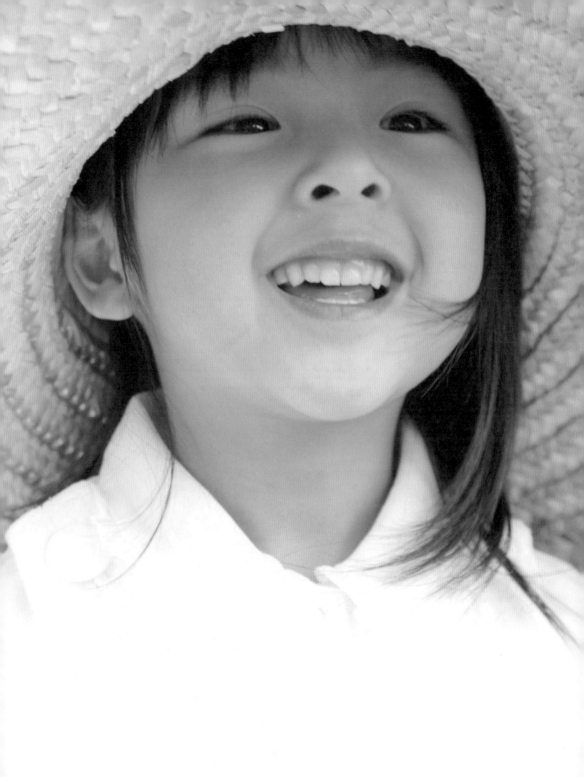

家长必备宝宝肝脾肿大常识

如何定义宝宝肝脾肿大

肝脾肿大是宝宝常见的一种症状。家长判断宝宝肝脾肿大可通过叩诊和触诊。一般年长的宝宝肝脏在右锁骨中线第 5～6 肋间，年幼的宝宝在第 6 肋间隙。脾脏的情况又有不同，一般认为 5 岁以上宝宝右肋下不应触及肝下界，2 岁宝宝不应触及脾脏。下面为家长提供一组数据，家长可据此判断宝宝脾肿大程度。

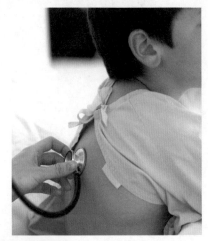

宝宝脾肿大

| 轻度脾肿大：深吸气时脾下缘在左肋缘下 2～3cm。 | 中度脾肿大：深吸气时脾下缘超出肋缘下 3cm。 | 极度脾肿大：深吸气时脾下缘超过脐水平以下。 |

另外，家长在判断宝宝肝脾肿大疾病时，要注意宝宝肝脾的硬度。通常来说，宝宝肝脾硬度可分为三度。

宝宝肝脾硬度

| 一度：质柔软，触碰时如指按口唇的硬度。 | 二度：略硬，触碰时如指按鼻尖的硬度。 | 三度：硬度明显增加，如指按两眉间硬度。 |

引发宝宝肝脾肿大的常见疾病

宝宝肝肿大的病因

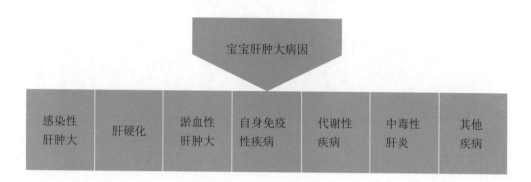

宝宝肝肿大病因

| 感染性肝肿大 | 肝硬化 | 淤血性肝肿大 | 自身免疫性疾病 | 代谢性疾病 | 中毒性肝炎 | 其他疾病 |

宝宝脾肿大的病因

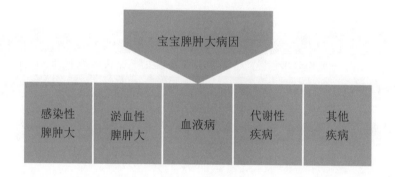

宝宝脾肿大病因

| 感染性脾肿大 | 淤血性脾肿大 | 血液病 | 代谢性疾病 | 其他疾病 |

引发宝宝肝脾肿大的常见因素

宝宝肝肿大发生机理

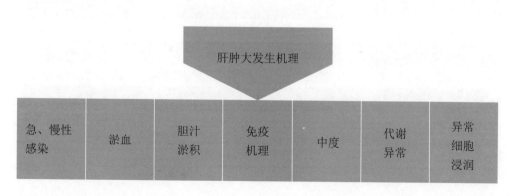

肝肿大发生机理

| 急、慢性感染 | 淤血 | 胆汁淤积 | 免疫机理 | 中度 | 代谢异常 | 异常细胞浸润 |

宝宝脾肿大发生机理

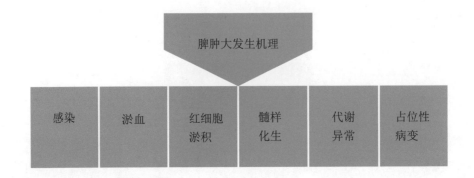

根据宝宝症状判断肝脾肿大病因

发热

发热	感染性疾病	发高热多为急性感染，如败血症、肝脓肿、中毒性肝炎或脾脓肿等。
		低热者，多为慢性感染，特别是寄生虫病、结核感染、慢性活动性肝炎等。
	非感染性疾病	白血病可见高热或低热，组织细胞增多症X、恶性网状内皮细胞增多症、急性溶血性贫血均伴有高热。
	结缔组织病	长期高热。

黄疸

黄疸	肝前	轻度	多为溶血引起，可见于感染、败血症、如金黄色葡萄球菌、大肠杆菌、沙门氏菌感染等；先天性球形细胞增多症、红细胞葡萄糖-6-磷酸脱氢酶缺陷、后天性自身免疫性溶血性贫血，血红蛋白病等。
	肝性	轻度至中度	包括传染性肝炎、感染中毒性肝炎、药物引起的肝损伤、肝脏占位性病变压迫肝内胆管。
	肝后	明显增大	婴儿应考虑先天性胆道闭锁、先天性总胆管囊肿；年长儿应考虑胆道感染、胆囊炎、邻近器官病变压迫胆道引起胆汁排出不畅等。

贫血

贫血	营养性贫血	由于髓外造血，肝脾均见增大，肝大的程度与贫血相平行。
	溶血性贫血	可见脾肿大。
	白血病	宝宝多见急性白血病，以淋巴细胞性白血病为多见；慢性白血病则以粒细胞性为多见。

出血

出血	血小板减少	脾大引起。
	凝血因子缺乏	肝功能异常引起。
	血管病变	肝脾毛细血管扩张。

生长发育异常

生长发育异常	如肝糖原累积症	由于长期处于低血糖状态，所以身材一般较矮小。
	氨基酸代谢病	智力发育受影响。
	半乳糖血症	果糖不耐症时体格发育受影响。
	先天性弓形体病、巨细胞包涵体病、先天性风疹综合征、黏多糖病	可见体格发育和智能发育均异常。

浮肿

浮肿	营养性	营养不良。
	肝源性	肝硬化，腹水。
	心源性	心功能不全，多见于右心衰竭，上、下腔静脉淤血。
	肾源性	急性肾炎、肝肾综合征。

其他症状

呕吐、黑便	肝硬化、充血性脾肿大所致食道下端或胃底静脉曲张。
尿血	见于细菌性心内膜炎所致肾栓塞。
脾静脉栓塞	在呕血后脾脏缩小，经过一段时间后又增大。
寄生虫病	可见腹痛、腹泻、腹胀等消化道症状。
心脏病伴心功能不全	伴咳、喘、呼吸急促。
组织细胞增生症 X	可见尖端带有刺的皮疹。
结缔组织病	有皮疹、关节症状。

宝宝肝脾肿大典型病例解析

宝宝细菌感染性疾病

【病例 1】宝宝尚 XX，男孩，5 岁。间断出现青紫达半年，近两周来持续发热。

宝宝症状

宝宝常患呼吸道感染，周岁时确诊为先天性心脏病，曾间断服用过地高辛。近半年来间断出现青紫，为全身性，多在肺部感染时。近两周来持续发热，体温波动在 38.5℃～ 39.5℃，呈不规则型。伴轻微咳嗽，但无呼吸困难表现。病后无呕吐、腹泻等消化道症状，无尿频、尿急、尿痛等泌尿系感染症状，无头痛、头晕等中枢神经系统症状。宝宝的智力和运动发育正常。

医院检查

宝宝体温 39℃，呼吸 32 次／分钟，脉搏 136 次／分钟。宝宝营养发育中等，体形及外貌未见特殊异常。神志清楚，精神稍差。眼睑无浮肿，巩膜不黄，口周发绀。口腔黏膜清洁，咽充血，扁桃体肿大，伴充血。颈静脉未见怒张，浅表淋巴结未及。左胸前区膨隆，两肺呼吸音清，心界增大，心律齐，胸骨左缘肋间可闻杂音。腹平坦、软，全腹无压痛，肝未及。脾在左肋下 3cm，质中等硬，表面光滑，无压痛。四肢活动良好，各关节无红肿。下肢无浮肿。皮肤未见皮疹及出血点。

观察治疗

观察：宝宝长期发热，先天性心脏病可能性较大。从心脏杂音位置和性质，应考虑为室间隔缺损。间断有青紫出现，要除外青紫型心脏病，最常见者为法鲁氏四联症。查外周血象，显示白细胞总数和中性增高，支持感染。有轻度贫血，血沉加快，可见于感染、贫血、结缔组织病。尿有蛋白尿和血尿，考虑是肾炎，而发热时间过久，则考虑是泌尿系感染，又应以白细胞为主、常见脓尿。心脏 B 超检查发现，左、右心室增大，室间隔缺损，肺动脉高压，在缺损的左心室侧可见赘生物。

治疗：诊断明确，应用大剂量青霉素治疗，最终痊愈出院。

查明病因

宝宝诊断为先天性心脏病，室间隔缺损，肺动脉高压，并发细菌性心内膜炎。宝宝有先天性分流型心脏病，B超可见赘生物，脾栓塞而肿大，肾栓塞而见镜检血尿，贫血，血沉增快等，均支持本病的诊断。本病例的心脏病为先天性，室间隔缺损，一旦肺动脉高压，右心室的压力超过左心室时，分流方向可变为右向左，可见青紫。

中医预防及保健

此病例患儿宝宝有先天性疾病，体质虚弱，护理上应倍加小心，预防感染，饮食冷暖均衡合理才是。

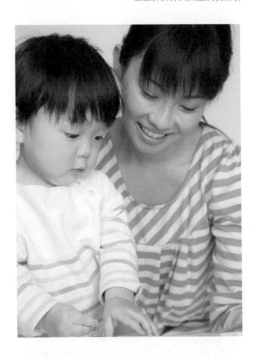

【病例2】宝宝徐xx，女孩，10个月。发热5天，咳喘3天。

宝宝症状

宝宝于近5天来持续高热，温度在39℃以上。不伴寒战，仅有轻咳，精神不振，呈嗜睡状。查外周血白细胞总数偏低。发热第3天，宝宝伴有强烈咳嗽，同时伴有呼吸困难。肺部可听到湿性啰音。病后宝宝大便次数增加，每日3～4次，性质为稀黏便。宝宝既往健康情况尚可，有按规定进行预防接种。

医院检查

宝宝体温39.5℃，呼吸40次/分钟，脉搏150次/分钟。宝宝营养发育中等，神志清楚，精神萎靡、嗜睡，时有惊跳。面色发灰，口周发青，唇发绀。呼吸急促，鼻翼扇动。眼睑无浮肿，巩膜无黄染。口腔黏膜清洁，咽充血，扁桃体不大。浅表淋巴结未及。两肺可闻散在干鸣，右侧可闻中、小水泡音，未闻及胸膜摩擦音。心界不大，心音低钝，心律齐，未闻杂音。未听到心包摩擦音。腹部膨隆。肝在右肋下3cm，剑突下4cm，脾在左肋下2cm。四肢活动良好，下肢轻度浮肿。指端发绀。

观察治疗

宝宝病情严重，缺氧症状明显，呼吸困难，心率快，肝脏增大，下肢有轻度浮肿。先按肺炎用抗生素静脉点滴，应用快速强心剂西地兰，将饱和量分为两次，间隔8小时静脉缓慢注入。给氧，止喘。10天后宝宝右肺呼吸明显减低，叩诊发浊。胸部X射线检查，右胸膜腔有中等量积液。

体温未见再度升高，一般情况无加重，故治疗未变。14天后，宝宝体温降为正常，胸腔积液消失，未见胸膜肥厚及粘连，痊愈出院。

查明病因

宝宝诊断为病毒性肺炎，并发胸膜炎、心力衰竭。从宝宝的病情分析，主要为呼吸道感染，由上呼吸道发展到下呼吸道，最终并发胸膜炎。从感染性质而言，考虑为病毒性。

中医预防及保健

呼吸道感染分为上呼吸道感染与下呼吸道感染。上呼吸道感染是指自鼻腔至喉部之间的急性炎症的总称，是最常见的感染性疾病。下呼吸道感染是最常见的感染性疾患，治疗时必须明确引起感染的病原体以选择有效的抗生素，中医则通过辨证论治分型治疗。增强机体自身抗病能力是预防急性上呼吸道感染最好的办法。如坚持有规律的、合适的身体锻炼，提高机体预防疾病的能力及对寒冷的适应能力。饮食清淡、多饮水，做好防寒工作，避免发病诱因，生活要有规律，保证睡眠，注意呼吸道病人的隔离，防止交叉感染等。

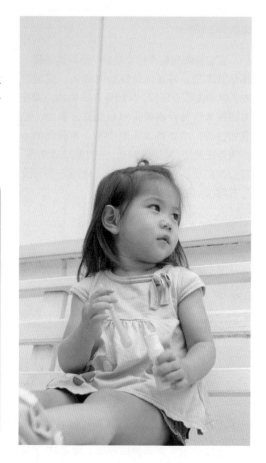

宝宝病毒性疾病

【病例 1】宝宝李 XX，男孩，两岁。两天来低热、头痛、腹痛，一天来阵阵烦躁。

宝宝症状

宝宝一天前起床后头痛、腹痛，不伴呕吐。腹痛位置不定，主要在脐周，大便一次，正常。体温有低热，咽充血。在发病第 2 天，宝宝阵阵烦躁不安，时而哭叫、时而安静不语。肝大、巩膜发黄。宝宝既往健康情况尚可，无肝炎病史和接触史，已注射过乙肝疫苗。家庭成员中无患肝炎者。

医院检查

宝宝体温 38℃，呼吸 30 次／分钟，脉搏 126 次／分钟。宝宝营养发育尚可，神志清楚，呈抑郁状，巩膜未见黄染，面色正常，咽部无充血，口腔内唾液量多，吞咽功能正常。浅表淋巴结未及。两肺呼吸音正常。心音尚可，心律齐，未闻杂音。腹部稍胀，尚软，全腹无压痛。肝在右肋下可及边缘，剑突下 1cm。脾未及。四肢活动尚可，肌张力略增高。

观察治疗

宝宝尿常规检查正常。肝功能检查未见异常。入院第 2 天，宝宝出现阵发性全身性抽搐，吞咽困难，口水外流，但神志清楚。其后观察到全身抽搐多发生在喂药、喂水时。立即追问病史。家长叙述在 1 个月前右腿曾有两处被狗咬伤，局部曾流血，约 1 周即愈，未作处理。咬人犬是否存活不详。诊断明确，立即转传染病院。

查明病因

宝宝诊断为狂犬病。狂犬病是种预后极差的疾病，一旦发病，尚无存活的报道。被狂犬咬后，是否得病在于被咬伤口的多少、深浅、离头部的远近、伤口的处理等有关。被咬后伤口应立即处理，彻底清洗，不必缝合。不论是否为狂犬，应立即注射疫苗，抗狂犬病血清或人狂犬病免疫球蛋白。一旦发病，病情发展很快，全病程约 1 周。有价值的早期诊断表现为被咬伤口处虽已愈合，又出现异常感觉，可为放射性疼痛、感觉过敏、烧灼感、麻木、发痒、蚁走感、涎增多，神志清楚但精神异常。如一旦出现恐水症状，已非早期。

中医预防及保健

狂犬病是一种侵害中枢神经系统的急性病毒性传染病。被咬后伤口应立即处理，彻底清洗，不必缝合。不论是否为狂犬，应尽快注射狂犬病疫苗，原则上以 24 小时内接种最宜。

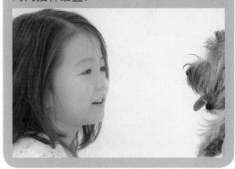

【病例 2】宝宝周 XX，男孩。发热、头痛、呕吐两天，1 天来皮肤见出血点。

宝宝症状

宝宝 1 天前发热，体温高达 39℃以上，不伴寒战，但伴头痛、呕吐。头痛为阵发性，无定位，不剧烈。呕吐 3～4 次，与饮食无关。病后有轻咳、食欲减退、全身痛等表现。宝宝既往健康情况良好。个人病史和家族病史无特殊可记载者。

医院检查

宝宝体温 39.5℃，呼吸 30 次／分钟，脉搏 132 次／分钟，血压偏低。宝宝营养发育尚可。神志清楚，精神萎靡。面色苍白，口周发青。呼吸稍急促，但无鼻扇，口腔黏膜清洁，咽轻度充血，扁桃体不大，颈淋巴结未及。两肺呼吸音正常，心界正常大小，心音低钝，心律齐，未闻杂音。腹软不胀，全腹有轻度压痛，但无肌紧张。肝在右肋下 2cm，剑突下 3cm，质软不硬。脾未及。四肢活动正常，关节不红肿。皮肤可见出血点及瘀斑，以下肢为多见。尚可见斑丘疹。

观察治疗

观察：宝宝发病急，病情发展快，病起即伴有高热，全身中毒症状明显。先按感染用大剂量青霉素静脉点滴，同时对症处理。入院后第 3 天，体温有所下降，但宝宝烦躁不安，呼吸急促，口周青紫、肢端发绀。出血明显，除皮肤出血点及瘀癍外，鼻衄、牙龈出血。测血压明显降低，低压听不见，心音极低钝，脉细弱。

治疗：立即进行抗休克处理，扩容、纠酸、调整水、电解质平衡，应用血管活性药物，少量输入新鲜血，应用止血剂。同时取血作血清免疫学测定。经过 36 小时的积极抢救，休克被控制，一般情况稳定，观察两周出院。

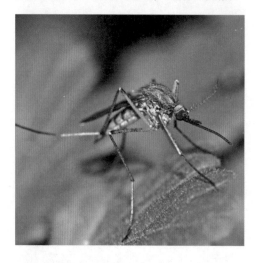

宝宝寄生虫病

查明病因

宝宝诊断为登革出血热。本病由登革病毒引起，也称登革热，在我国主要见于南方沿海地区，因蚊为主要传播媒介，发病多在夏秋季节。潜伏期为 2～15 天。病起可为毒血症表现，表现为高热、头痛、呕吐、全身性肌痛等中毒症状。出血倾向为本病的特征，可见皮肤、黏膜及内脏出血。腹痛为常见症状，也为出现休克的先兆。休克的发生多在体温开始下降时。如处理不及时，可在 24 小时内死亡。

中医预防及保健

登革热是由登革病毒引起的急性病毒性疾病，通过蚊虫叮咬在人群中传播。灭蚊、防蚊是预防登革热和登革出血热的主要措施。

【病例1】宝宝张XX，男孩，5岁。发热 3 天来抽搐、神志不清。

宝宝症状

宝宝 3 天前突然高热，温度为 39℃以上，最高达 41℃。发热时伴寒战，面色苍白，精神萎靡、谵语。热退后神志尚清。偶有呕吐，非喷射性。一天前出现抽搐，全身性，每次 1～2 分钟，6 小时内出现 3 次。抽搐后神志不清。宝宝未接种过乙脑疫苗，当地未发现乙脑患者。

医院检查

宝宝体温 39.5℃，呼吸 25 次／分钟，脉搏 132 次／分钟。宝宝营养发育中等。神志不清，刺激时有反应。双侧瞳孔等大，缩小。巩膜轻度黄染，眼睑无浮肿。口周发绀，唇色正常。口腔黏膜清洁，咽部无充血，扁桃体不大。两肺呼吸音正常。心音尚可，心律齐，未闻杂音。腹软不胀，全腹无压痛。肝未及，脾在左肋下无压痛。四肢肌张力无增高。

观察治疗

观察：宝宝发病急，主要症状为发热、抽搐、神昏、呕吐、巩膜发黄、脾肿大。7 月化脓性脑膜炎少见，常见者为病毒性脑炎、中毒性痢疾等疾病。宝宝住院后体温仍不正常，应用降温、镇静、降颅压等处理后，未再发生抽搐，神志有所改善。但脾肿大至 4cm，巩膜黄染未见加重。查外周血象，白细胞所见与上次大致相近，贫血未再加重，在血涂片上发现疟原虫，为恶性疟。

治疗：立即应用抗疟药物。用药2天体温正常，宝宝神志逐渐恢复正常。1周后，脾肿大缩小至左肋下2cm。

查明病因

宝宝诊断为脑型恶性疟疾。该病由疟原虫引起，有典型的发热过程，发热前先有恶寒、全身发抖、皮肤呈鸡皮样，约10～30分钟后出现高热，面红耳赤，头痛、头晕、呼吸急促，约1～6小时，大汗淋漓，体温降为正常。母亲怀孕期间如患有疟疾，疟原虫可在胎盘滋生，引起胎盘病变，传给胎儿，使婴儿发生先天性疟疾，宝宝出生后5～6天内即可出现发热，常伴消化道症状，血涂片可找到疟原虫。宝宝也可通过分娩时有损伤的阴道被感染，约经10～20天后出现症状，一般较轻，易治愈。

中医预防及保健

恶性疟疾在我国现较少见，但高发于非洲热带地区。此种由恶性疟原虫感染所致的传染病。常以畏寒、发热、头痛为首发症状，并发症多，若不及时治疗，可危及生命。恶性疟疾在我国现较少见，但高发于非洲热带地区。此种由恶性疟原虫感染所致的传染病。常以畏寒、发热、头痛为首发症状，并发症多，若不及时治疗，可危及生命。

【病例2】宝宝李XX，男孩，5岁，3个月来全身乏力，食欲不振，半月来全身浮肿。

宝宝症状

宝宝于近3个月来全身乏力、食欲减退，并经常腹泻、腹痛。腹泻每天5～6次，为消化不良、稀黏便。腹痛位于脐周或脐上部。病后未作按时测温，有无发热不详。近半个月来全身浮肿，开始为眼睑和下肢浮肿，继而腹部增大，疑有腹水。宝宝已接种过乙肝疫苗。既往无明显急性腹泻史。家庭中无肝炎患者。

医院检查

宝宝体温37.4℃，呼吸30次/分钟，脉搏124次/分钟。宝宝营养发育差，面色苍白，唇色发淡。眼睑轻度浮肿，巩膜不黄，球结膜干燥而见皱褶，可见似泡沫的白斑。口腔黏膜清洁，咽部无充血。浅表淋巴结未及。两肺呼吸音正常，心音低钝，心律齐，心尖部可闻杂音。腹部膨隆，全腹无压痛。肝在右肋下2cm，剑突下5cm，脾在左肋下2cm。压痛不明显。双下肢可见凹性浮肿。皮肤干粗，尤以上臂外侧更明显。

观察治疗

观察：宝宝发病主要症状见于消化道，出现食欲不振、腹痛、腹泻，继而出现营养不良、贫血等。宝宝肝脏增大、浮肿、脾大，病变可能在肝，由此引起消化道症状，进而发展为营养不良贫血、浮肿。肝肿大以及脾肿大的病因尚待检查。肝、脾B超检查提示肝、

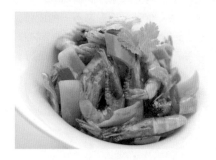

脾增大，未见平段，疑为慢性肝炎、肝硬化。为进一步判定是否为寄生虫，用沉淀法查粪便虫卵仍为阴性。作十二指肠引流，从引流液中发现肝吸虫卵，诊断明确。

治疗：进行利尿、保肝、支持、驱虫治疗

查明病因

宝宝诊断为肝吸虫病，营养不良性贫血，低蛋白血症，维生素A缺乏症。肝吸虫病又称华支睾吸虫病，由华支睾吸虫引起，主要寄生于肝脏和胆管内。当宝宝食用未煮熟的、带有囊蚴的鱼或虾后，易患有此病。华支睾吸虫病的临床症状有轻有重，轻者可无症状。宝宝一般可见消化道症状，如腹痛、腹泻、腹胀、食欲不振、肝脏肿大等，肝大以左叶大为多见。重症可见贫血、浮肿、脾大，类似肝硬化所见。

中医预防及保健

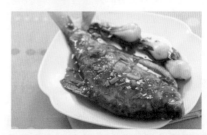

肝吸虫病的传播途径主要是食物传播。因此，在流行区做好宣传工作，使群众了解此病的传播途径，改变不良饮食习惯，不吃生或半生的鱼虾；菜刀切完生鱼必须洗净后再切熟肉，以免囊蚴感染；加强粪便管理，不使用未经无害化处理的人或猫、狗、猪等的粪便施肥或喂鱼虾，防止粪便污染水源、鱼塘；禁止出售鱼生及"鱼生粥"饮食和用生鱼鳞、鱼内脏等给狗、猫等动物吃；普查普治病人，查明保虫宿主，并根据保虫宿主的不同经济价值分别采用杀灭、治疗或管理。只要能切实采取以上措施，就不难达到消灭肝吸虫病的目的。

宝宝其他感染性疾病

【病例1】宝宝陈XX，男孩，32天。出生后第3天出现黄疸，持续至今。鼻堵、伴脓性排出物。

宝宝症状

宝宝在出生后第3天出现皮肤巩膜发黄，一周后加重，精神不佳，食欲减退。鼻子堵塞，有稠脓液排出，偶见鲜血，影响哺乳。测体温在38℃左右。全身出现形态不一的皮疹，以四肢及头面部为多，躯干部少，指关节肿胀。宝宝足月顺产，出生时无窒息，出生后母乳喂养。

医院检查

宝宝体温37.5℃，呼吸34次/分钟，脉搏138次/分钟。营养发育差。神志清楚，精神萎靡。前囟平坦，头发和眉毛稀少，巩膜发黄，上唇表皮脱落，头部可见暗红色斑疹。口腔黏膜红肿，见散在浅表性溃疡。咽部无充血。两肺呼吸音粗糙。心音尚可，心律齐，未闻杂音。腹膨隆但软而无压痛。肝在右肋下3cm，剑突下2.5cm，脾在左肋下3cm，均无压痛。臀部皮肤发红、发硬，压痛不明显。双下肢无浮肿。手指和足趾呈梭形肿胀，伸屈时宝宝哭闹。手掌和脚底皮肤发硬、发红、有光泽，并见含有脓液疱疹。

观察治疗

观察：宝宝于生后第3天出现黄疸，为病理性。有发热存在，应考虑为感染性疾病，新生儿败血症应考虑。皮肤黏膜病变明显，须排除药物所致过敏性反应。乙肝五项及甲肝抗体均为阴性。手及前臂骨关节摄片，可见骨膜下层加厚，骨影稀疏。取血检查康–华氏反应，均为阳性。进一步查特异性血清学试验，螺旋体吸收抗体阳性。取母血检查康–华氏反应，也为阳性。

治疗：诊断明确，用青霉素治疗，第1天用小剂量5万单位。继而增加至每天10万单位。治疗1周后，症状明显好转。总疗程半月，全身及局部症状基本消失。

查明病因

宝宝诊断为先天性梅毒。梅毒是由特种螺旋体引起的慢性全身性感染性疾病。宝宝是通过患有梅毒的母亲，经胎内感染。胎儿受感染后，其症状出现的早晚，与胎儿受感染的时间有关。感染早则症状出现早、且重，感染晚则症状出现迟且轻。先天性梅毒的诊断主要靠血清学检查。先天性梅毒治疗用青霉素，效果满意，症状和体征在短期内消失。但血清反应阳性转阴需一年左右。

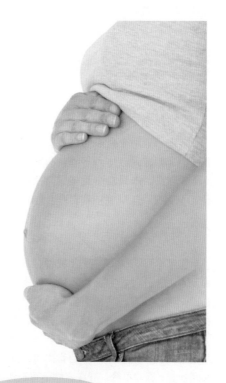

中医预防及保健

先天梅毒又称胎传梅毒，病原体在母体内通过胎盘途径感染胎儿，可引起死产、早产，妊娠梅毒对胎儿的有害风险较正常孕妇高2.5倍妊娠合并梅毒其围产儿病死率高达50%。是一种严重影响婴幼儿身心健康的疾病。梅毒发病率持续增高，胎传梅毒逐年攀升必须引起高度重视。及时、正确治疗孕妇梅毒，是减少先天性梅毒发生率的最有效措施。

宝宝血液系统疾病

【病例】宝宝韦XX，男孩，6岁。两个月来面色苍白，间断发热。

宝宝症状

宝宝于近两个月来面色日益苍白，精神不振、食欲减退、体力下降。有时发热，热度不是很高，未经常量量体温。宝宝既往健康尚可，食欲好，饮食内容合理，无偏食习惯。

医院检查

宝宝体温 37.3℃，呼吸 30 次／分钟，脉搏 124 次／分钟。宝宝营养发育中等，面色苍白，慢性病容，精神不振。睑结膜和唇色发淡。口腔黏膜清洁，咽部无充血，扁桃体不大。颈淋巴结蚕豆大小，量较多，无压痛及粘连。两肺呼吸音正常。心音尚可，心律齐，未闻杂音。腹软不胀。肝在右肋下可及边缘，剑突下 2cm，脾在左肋下 3cm。四肢活动良好。未见出血点。甲床色苍白。

观察治疗

宝宝发病已两个月，以贫血为主。体格检查发现肝、脾肿大，脾大明显，浅表淋巴结可及。外周血象可见全血细胞减少，分类中淋巴增高，尚见有中、晚幼粒细胞及核红细胞。临床考虑为骨髓外造血，雅克什氏综合征，但该病很少出现血小板减少。血液检查室取血作血常规检查，可疑有红白血病，建议作骨髓液检查，最后得到确诊。

查明病因

宝宝诊断为红白血病。红血病及红白血病均属白血病范畴，近年来发现者并非少见。在贫血的同时，在外周血中出现较大量有核红细胞，在除外骨髓外造血和抗贫血药物治疗的反应后，提示红血病的可能。红白血病时，外周血中有核红细胞和幼稚粒细胞同时出现。骨髓所见为红系及粒系统均增生。红白血病的诊断依据为除有红血病所见外，有不等量的幼稚粒细胞出现。骨髓可见红、粒两系统增生，粒系统以原始及早幼粒细胞占优势。

中医预防及保健

红白血病是白血病中的一种。白血病是一种原因未明的造血组织恶性疾病，起源于造血干／祖细胞某一单株细胞的恶性变。中医对本症的辨证，认为虚实相兼。精气内虚是内因，瘟毒乘虚内陷是外因，虚实错杂，毒入骨髓。在治疗上应以清瘟解毒为主，辅以扶正，用犀角地黄合清营汤加减，辨证应与辨病相结合，才能更好地治疗本病，中医对化疗后的造血抑制，宜从补肾着手，使骨生髓，以期早日恢复。

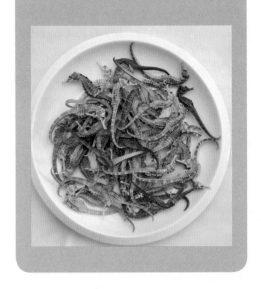

宝宝内分泌代谢病

【病例】宝宝辛 XX，男孩，4 岁，生长矮小、上腹肿胀而来门诊。

宝宝症状

宝宝身材矮小，运动和智力发育正常。近半个月发现腹大，尤以上腹为明显。病后食欲良好，无腹泻。无肝炎史，已接种过乙肝疫苗。家族中无身材矮小者。

医院检查

宝宝体温 36.5℃，呼吸 32 次／分钟，脉搏 134 次／分钟。宝宝身材矮小但是体胖，眼睑无浮肿，口腔黏膜清洁，咽部无充血，扁桃体不大，浅表淋巴结不大，两肺呼吸音正常。心音尚可，心律齐，未闻心杂音。腹胀满，腹水征阴性。肝在右肋下 5cm，剑突下 6cm，脾在左肋下 2cm。肾区未及肿块。双下肢无浮肿。未见蜘蛛痣及肝掌。

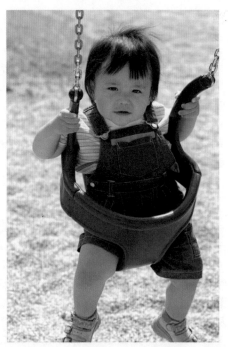

观察治疗

宝宝身材矮小，但体胖，身体上部和下部比例正常。肝脾肿大，以肝大为主。宝宝发病缓慢，应考虑代谢性疾病。通过检查，有心、肝异常。血糖低，须注意糖代谢异常病，糖原累积病应考虑。作空腹肾上腺素试验，反应差，血糖上升不明显。进食后再作肾上腺素试验，反应正常。

查明病因

宝宝诊断为糖原累积病。本病属常染色体隐性遗传病。宝宝由于糖原分解发生障碍，糖原广泛地堆积在身体各组织中，尤以心脏、肝脏和肌肉中含量最多，故有肝糖原累积病、心糖原累积病、肌糖原累积病等。常见的症状为低血糖，但发生低血糖发作者少见，可

能与肥胖有关。宝宝有皮下脂肪堆积，故而体胖，但肌肉发育差。身高发育落后，呈匀称性侏儒。本病主要作空腹血糖测定、空腹及进食后肾上腺素或胰升血糖素试验、红细胞或白细胞中酶的测定。本病尚无特殊治疗方法。

中医预防及保健

本病属于遗传性疾病，尚不能根治，治疗主要是延缓病情的发展，增加肌力。改善呼吸困难等症状，改善生存质量。现在所能做的预防措施是严格遵行"非近亲结婚"的婚姻法条例，减少此种病患儿的出生率，提高人们的身体素质，提高人们的生活质量。

宝宝其他系统疾病

【病例】宝宝沈 XX，男孩，8 岁。间断发热月余，近 5 天出现黄疸，呼吸急促。

宝宝症状

宝宝于近一个月来出现发热，以高热为主，不伴恶寒。病后食欲减退，全身乏力，日益消瘦，面色苍白。近一周来有出血倾向，出现鼻衄、皮肤出血点及紫斑。近 5 天来巩膜、皮肤发黄，尿色深，呼吸急促。宝宝既往健康情况良好，家族中无类似患者。

医院检查

宝宝体温 39℃，呼吸 30 次 / 分钟，脉搏 130 次 / 分钟。宝宝营养发育差。神志清楚，精神萎靡。巩膜发黄，面色苍白，唇色淡。呼吸急促，口周发青。咽部无充血，扁桃体不大。浅表淋巴结可及，蚕豆大小，无压痛及粘连。左肺呼吸音正常。右下肺呼吸音消失，叩诊发浊，语颤减低。心音尚可，心律齐，未闻杂音。腹胀满，无移动性浊音。肝在右肋下 3cm，剑突下 4cm，脾在左肋下 4cm，质硬，表面光滑，无压痛。四肢可活动。关节未见红肿。双下肢可见散在出血点及瘀癍。

观察治疗

宝宝发病严重，出现症状较多，表现为淋巴结、肝、脾肿大，贫血、出血、黄疸，右肺呼吸音低，可能为胸膜腔积液。尿、粪便常规检查未见异常。胸部 X 射检查，左肺正常，右侧可见中等量胸腔积液。心脏轻度增大，心搏动尚可。作右胸腔穿刺，抽出血性液，涂片未找到肿瘤细胞，培养未见细菌生长。作骨髓液检查，增生活跃，并可见恶性组织细胞。

查明病因

宝宝诊断为恶性组织细胞病。该病简称恶网，为网状内皮系统的恶性肿瘤性疾病，病因尚不清楚。多表现为恶性组织细胞在全身各器官，特别是在肝、脾、淋巴结及骨髓等处增生。急性起病，进展快。持续高热，肝、脾、淋巴结肿大，贫血、出血，全血细胞减少，黄疸、浆膜炎也经常出现。在外周血及骨髓、淋巴结活检，可见恶性组织细胞。

中医预防及保健

本病可见于各种年龄，以青壮年居多，男性发病率要多于女性。病变分布广泛而极不规则，因此，临床表现多种多样以致早期常易误诊。目前尚无特效治疗，病人多在半年内死亡。

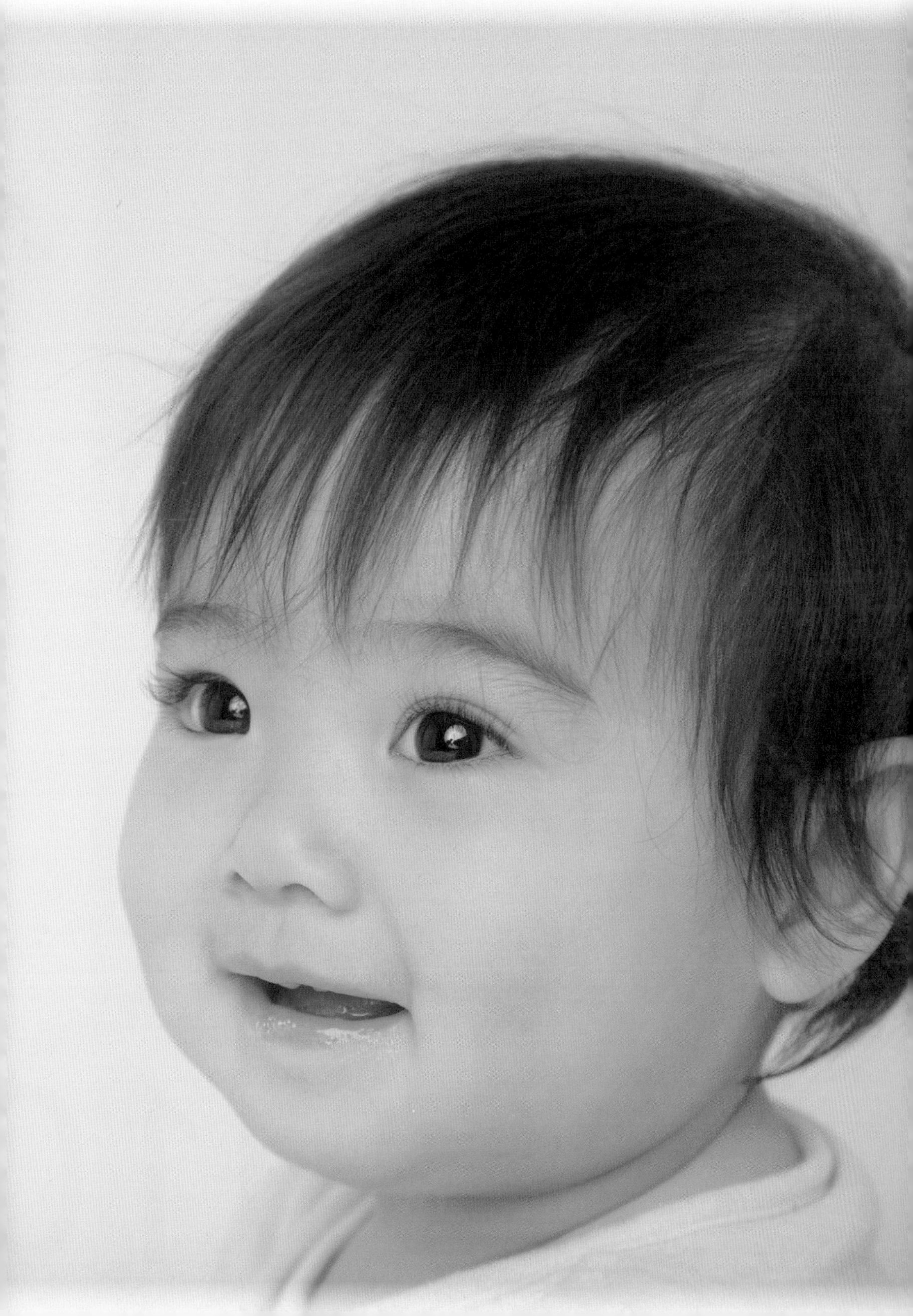

宝宝淋巴结肿大早知道

10

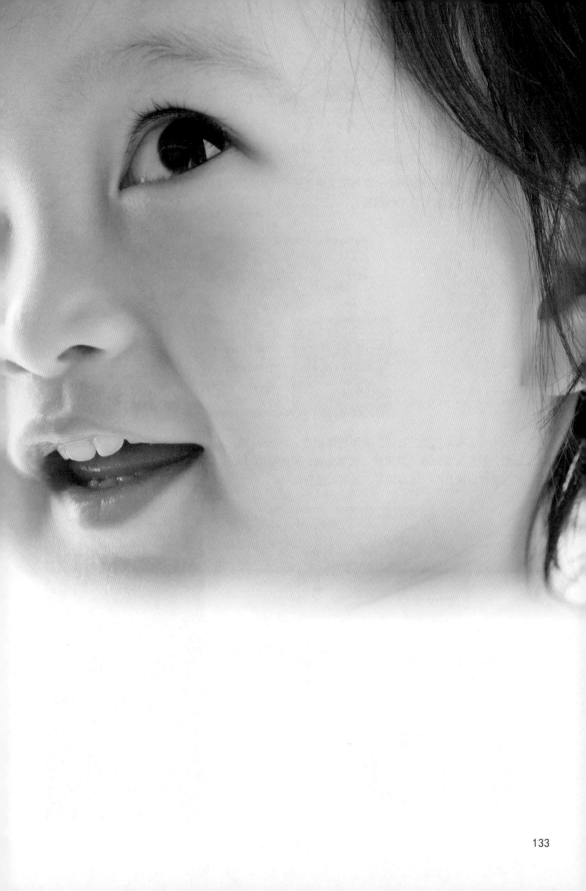

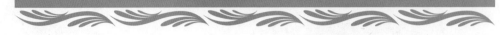

家长必备宝宝淋巴结肿大常识

如何定义宝宝淋巴结肿大

要想了解淋巴结的概念，首先家长要了解下什么是淋巴器官。淋巴器官是宝宝的免疫系统，可分为中枢性器官和外周性器官。

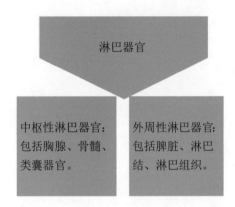

沿着宝宝淋巴管的过道，有淋巴结相连。淋巴结（结构示意图见下表）分布于宝宝全身各组织。正常宝宝的淋巴结质软，表面光滑，可以移动，无压痛。宝宝某些部位的淋巴结家长用手指是可以触及的，比如腋下、颌下、腹股沟处。

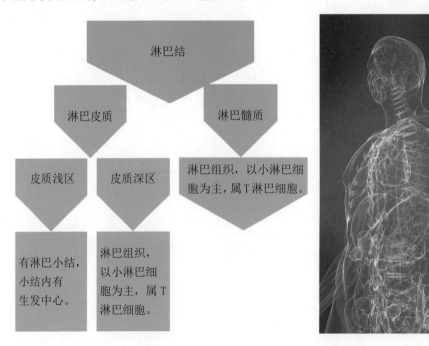

引发宝宝淋巴结肿大的常见疾病

宝宝淋巴结肿大可分为全身性肿大和局限性肿大。全身性肿大是指宝宝颈部、腋窝、腹股沟等区域中，有两组以上的淋巴结同时肿大；局限性肿大是指宝宝某一组淋巴结肿大。

全身性淋巴结肿大

全身性淋巴结肿大病因

感染性疾病：风疹、麻疹、猫抓病、败血症、伤寒病、恙虫病、先天性梅毒、黑热病。

免疫性疾病：血清病、药物过敏、结缔组织病中的类风湿性关节炎、全身性红斑狼疮。

肿瘤类疾病：白血病、恶性肿瘤、何杰金氏病，非何杰金氏淋巴肉瘤。

其他疾病：组织细胞增多症、组织细胞增生症X、溶血性贫血、雅克什氏综合征。

局限性淋巴结肿大

局限性淋巴结肿大病因

感染性疾病

非感染性疾病

局限性急性淋巴结炎，如风疹、白喉。

慢性局限性淋巴结肿大，可见于弓形体病、颈淋巴结结核、肠系膜淋巴结结核、丝虫病、黑热病。

结节病、低丙种球蛋白血症、坏死性增生性淋巴结病、免疫母细胞淋巴结病、巨大淋巴结增生症。

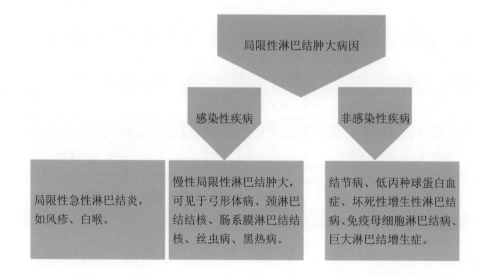

根据宝宝症状判断淋巴结肿大病因

发热

短期高热，家长应首先考虑宝宝患有感染性疾病。急性感染，家长要对其进行对症治疗。病毒性感染目前尚无特效药物。

如果宝宝发热的时间较长，家长要考虑宝宝患有非感染性疾病的可能。常见者为恶性肿瘤及结缔组织病、慢性非特异性淋巴结细胞增多症、恶性网状内皮细胞增多症，组织细胞增生症X 等。宝宝较长时间高热，也可见于结核感染及寄生虫病。

呼吸道症状

宝宝是否有急性上呼吸道症状，如咳嗽、咽痛、咽部充血、扁桃体肿大伴充血等，是家长分析宝宝颈部淋巴结肿大病因的重要依据。例如宝宝患有白喉时，可能并不咳嗽，但是咽部、鼻部会出现特异性所见。

皮肤症状

宝宝淋巴结肿大时，家长可看到宝宝明显的皮肤改变，如各种皮疹、出血点、紫斑、湿疹样改变、溃疡等。下面介绍几种皮肤改变所对应的疾病，以供家长参考。

风疹、麻疹、幼儿急疹	可见斑丘疹。
猩红热及金黄色葡萄球菌感染	可见弥漫性猩红热样丘疹。
钩端螺旋体病	可见充血性皮疹、出血点、荨麻疹。
先天性梅毒	可见多种皮肤表现。
斑疹伤寒	可见斑疹、丘疹、红斑疹、瘀点及瘀癍。
恙虫病	可见斑丘疹和焦痂。
猫抓病	多形性红斑。
白血病及恶性肿瘤	可见血小板减少性紫癜、出血点、紫斑等。
全身性红斑狼疮	可见多形性皮疹、足跟溃烂、面颊部蝶形红斑。

贫血

淋巴结肿大伴有贫血时，家长要注意区分宝宝急性贫血和慢性贫血。宝宝急性贫血比较少见，可见于金黄色葡萄球菌败血症、钩端螺旋体病；宝宝慢性贫血较为多见，在感染性疾病中，可见于结核病和寄生虫病；在非感染性疾病中，可见于血液病和恶性肿瘤。

宝宝淋巴肿大典型病例解析

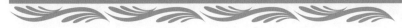

宝宝急性感染性疾病

【病例】宝宝唐XX，男孩，一岁半。发热一周，伴流涕、咳嗽，两天来左侧下肢活动受限。

宝宝症状

宝宝于一周来不规则发热，病初为38℃左右，发病第3天超过39℃。宝宝发病即有流涕、咳嗽。近两天体温再次升高，超过40℃，且伴畏寒。同时左下肢活动受限，挪动时苦恼。宝宝既往健康状况良好，家族病史中无特殊可记载者。

医院检查

宝宝体温39.5℃，呼吸32次／分钟，脉搏136次／分钟。宝宝营养发育尚可，神志清楚，精神不振。巩膜不黄，面色尚可，呼吸平稳，口黏膜清洁。咽充血，颈淋巴结未及。两肺呼吸音粗糙，未闻干、湿啰音。心音尚可，心率齐，心脏未闻杂湿罗音。心音尚可，心率齐，心脏未闻杂音。腹软不胀，全腹无压痛。肝在左肋下1cm，剑突下2cm，

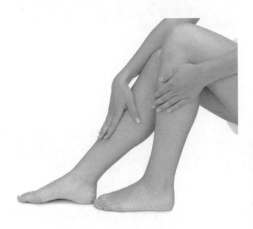

脾未及。右下肢活动自如。左下肢活动时宝宝哭闹，关节无肿胀。左髋部有压痛，不发红。臀部有未吸收的肿块。左腹股沟部淋巴结肿大，有压痛。

观察治疗

观察：宝宝原为呼吸道感染，治疗后病情有所缓解。但体温再次上升，左下肢活动受限。体格检查，肺部未见明显异常。咽部充血。左髋部明显压痛，不能屈伸，局部淋巴结肿大，说明局部有感染。

治疗：对宝宝应用青霉素静脉点滴，氯霉素口服。

查明病因

宝宝诊断为上呼吸道感染，左侧化脓性髋关节炎。宝宝的化脓感染可能是由于在医院不恰当的肌肉注射引起。一般而言，化脓性关节炎多见于持重的大关节。原发病灶可为呼吸道、消化道或皮肤化脓。致病菌以金黄色葡萄球菌最为常见。

中医预防及保健

化脓性关节炎是指关节部位受化脓性细菌引起的感染。常见的病原菌占85%以上是金黄色葡萄球菌。感染途径多数为血源性传播、少数为感染直接蔓延。本病常见于儿童。最常发生在髋关节和膝关节。该病在治疗上强调早诊断、早治疗这是确保关节功能不致发生障碍和丧失的关键。

宝宝慢性感染性疾病

【病例】宝宝冯XX，男孩，6岁。半年来宝宝时有发热，日益消瘦，腹胀。

宝宝症状

宝宝于半年来经常发热，体温高度不定，有时高至39℃。发热持续时间不定，不伴寒战。宝宝精神尚可，近半年来食欲减退、日益消瘦、面色苍白，下肢时有浮肿。近一个月来腹部膨胀。病后宝宝无腹泻。宝宝已接种过卡介苗。

医院检查

宝宝体温37.5℃，呼吸28次/分钟，脉搏130次/分钟。宝宝营养发育差。精神萎靡，面色苍白，唇色浅淡，呈慢性消耗性病容。口腔黏膜清洁，咽充血，全身浅表淋巴结可及，黄豆大小，无压痛及粘连。两肺呼吸音粗糙，未闻干、湿啰音。心音尚可，心律齐，心尖部有杂音。腹部隆起，以上腹较为明显。肝在左肋下2cm，剑突下2.5cm，脾在左肋下6cm。四肢活动正常。双下肢轻度浮肿。

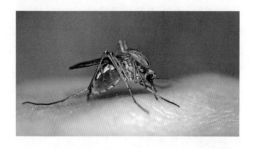

观察治疗

观察：宝宝呈慢性病容。主要症状为不规则发热。有贫血、肝、脾肿大，以脾大为主。白血病应该考虑。但病程已有半年，出血症状不明显则为少见。

治疗：经过检查，宝宝全血细胞减少，低蛋白血症，白蛋白和球蛋白倒置。肝功能正常。宝宝作骨髓穿刺，骨髓象未见异常，但发现利什曼小体。诊断明确，先用支持疗法，在此基础上进行驱虫治疗。

查明病因

宝宝诊断为黑热病。该病由吸血昆虫白蛉为传播媒介。本病发病缓慢，发热是最主要的表现。少数宝宝发热伴寒战，类似疟疾。其他症状有消瘦、贫血、腹部肿胀，多呈慢性消耗性病容。确诊时须找到利什曼原虫。

中医预防及保健

黑热病的防治：消灭传播媒介白蛉是防治黑热病的根本措施。

宝宝非感染性疾病

【病例】宝宝赵XX，男孩，8岁。两天来高热，一天来出皮疹、眼睑浮肿，下肢关节痛，半天来声哑、呼吸困难。

宝宝症状

宝宝于近两天来发热，最高温度超过39℃，不伴寒战。病后宝宝头痛，但无呕吐。

发病第2天全身出现皮疹，干部明显。同时眼睑浮肿，尿量无明显减少。下肢关节酸痛。半天来声哑、呼吸困难。宝宝无药物过敏史。

医院检查

宝宝体温 39.2℃，呼吸 28 次／分钟，脉搏 130 次／分钟。宝宝营养发育尚可。神志清楚，精神尚可。呼吸急促，呈吸气性呼吸困难。双眼睑浮肿伴红斑。口腔黏膜清洁。咽充血。浅表淋巴结增大，无压痛及粘连。两肺呼吸音正常，未闻干、湿啰音。心音尚可，心律齐，未闻杂音。腹部不软，无压痛。肝未及，脾在左肋下 2cm。上肢活动正常，下肢活动受限。双膝关节无明显肿胀，但活动时疼痛。踝关节轻度肿胀，表皮不发红，但热度增高。全身出现斑丘疹，部分融合成片，胸背部可见荨麻疹。

观察治疗

观察：宝宝急性发病，伴有皮疹和血管神经性浮肿，浅表淋巴结肿大，有关节肿痛。似乎为过敏反应性。宝宝有声哑，吸气性呼吸困难，说明喉部有水肿。

治疗　静脉点滴青霉素和氢化可的松。查外周血象，嗜酸细胞增高，符合过敏性疾病。家长介绍说半个月前被狗咬伤。使用激素 2 天后，体温降为正常。停用氢化可的松。改用口服泼尼松。用药 3 天，一般情况良好。

查明病因

宝宝诊断为血清病。该病多见于注射动物血清后，潜伏期为半个月左右。在宝宝接受异类血清后，经 2 周左右产生足量的特异性抗体。此时，如果宝宝体内仍有异类血清抗原，则抗体与抗原起作用而发生血清病。

中医预防及保健

血清病的防治：严重掌握药品和血清免疫制品的使用指征，尽量少采取静脉给药的途径，是防治血清病的有效措施。

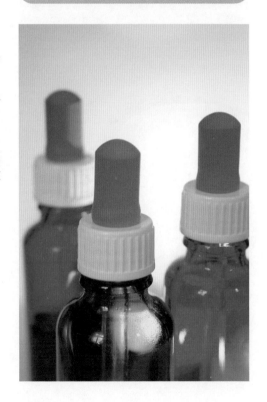

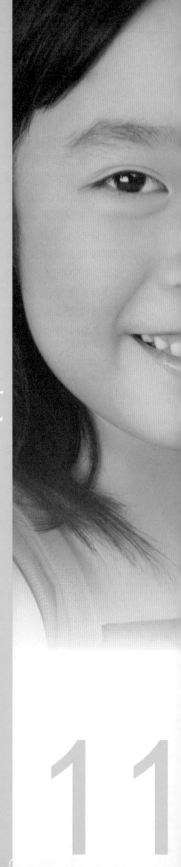

宝宝呼吸困难早知道

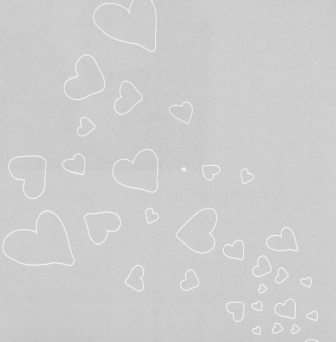

11

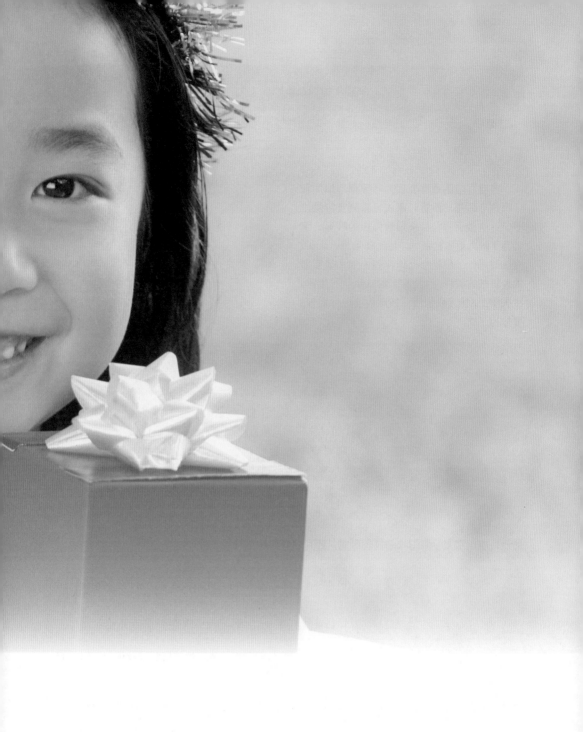

家长必备宝宝呼吸困难常识

如何定义宝宝呼吸困难

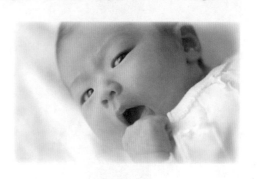

宝宝呼吸困难可表现为呼吸频率增加和呼吸速度缓慢，严重时家长可看到宝宝深浅不匀、快慢不等，甚至短暂停止的呼吸。宝宝为了吸入更多的氧气，可出现耸肩、点头、抬头等动作，但这些动作实际上加大了宝宝本身氧气的消耗，会使宝宝的缺氧状况加重。在医学上，宝宝呼吸困难按照程度进行划分，可分为三类。

轻度呼吸困难	呼吸频率加快或节律稍有不整。安静时不伴青紫，活动时呼吸频率加快或稍有青紫。
中度呼吸困难	呼吸频率明显增加，可伴节律不整，可见代偿性辅助呼吸动作，如三凹征、或耸肩、点头，可伴指甲和口周发绀，安静时或吸氧可减轻。宝宝易烦躁，不能平卧，入睡困难。
重度呼吸困难	宝宝伴张口、抬肩、点头呼吸，呼吸频率急促或缓慢，呼吸节律表浅或深浅不等，或有暂停。宝宝极度烦躁不安，端坐呼吸，有明显青紫。

另外，根据宝宝呼吸困难的表现形式，还可将呼吸困难分为三种。

吸气性呼吸困难	见于上呼吸道梗阻，如喉部水肿、异物、炎症、肿物、喉软骨软化症、白喉、会厌炎、咽后壁脓肿，也可见于声门下狭窄、血管环、腺样体增殖、扁桃体肿大等。
呼气性呼吸困难	见于毛细支气管炎、支气管哮喘、阻塞性肺气肿以及可使肺组织弹性减弱、小支气管痉挛的疾病。
混合性呼吸困难	见于各种肺炎、胸腔积液、自发性气胸、大片肺不张、急性肺水肿、先天性喉蹼等。

引发宝宝呼吸困难的常见疾病

引起宝宝呼吸困难的病因很多，但主要以呼吸系统疾病和循环系统疾病为主。

呼吸困难病因

| 肺源性呼吸困难 | 心源性呼吸困难 | 呼吸肌疾病 | 血源性呼吸困难 | 水、电解质紊乱 | 神经精神源性呼吸困难 | 中毒性呼吸困难 |

根据宝宝症状判断呼吸困难病因

发热——应考虑为感染性疾病、先天畸形。

青紫——主要见于心、肺疾病。肺部病变引起的青紫，呼吸困难程度重；而心源性青紫，青紫重而呼吸困难相对轻。

咳嗽——要考虑到呼吸道疾病，但心源性呼吸困难，也常伴咳嗽。前者咳嗽明显而且出现得早；后者咳嗽轻且在后期出现，重者泡沫痰带血。

浮肿——呼吸困难伴浮肿，可见于急性肾炎伴心衰，心脏病、过敏性疾病。前两者浮肿见于眼睑和下肢；后者部位不定，呈血管神经性水肿。

呕吐或神志改变——应考虑中枢神经系统病变及中毒。

消化道吐泻——系水、电解质紊乱、酸中毒所致。

咯血——应考虑支气管扩张、肺出血－肾炎综合征、肺含铁血黄素沉着症等。

宝宝呼吸困难的一般处理

　　宝宝如果出现呼吸困难，家长首先应根据宝宝呼吸困难的伴随症状，找到原发病，以做到对症治疗。常见能引起宝宝呼吸困难的疾病主要有呼吸道疾病、心脏病、中枢神经系统疾病、各种原因引起的中毒等。其次，家长要配合医生作好心、肺方面的物理检查，在多数情况下，通过检查基本上可以对宝宝的疾病情况作出准确的判定。如果宝宝在此过程中出现严重的呼吸困难，应积极进行抢救。在条件允许的情况下，要尽量使用较为先进的治疗方法，不要延误了治疗时机。

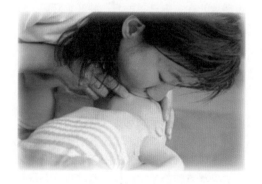

宝宝呼吸困难典型病例解析

新生儿疾病

【病例1】 宝宝赵 XX，男孩，18 小时。出生后即出现呼吸困难。

宝宝症状

宝宝足月产，产程过长。羊水中有胎粪。出生时皮肤被胎粪污染的羊水染成黄绿色，有呼吸但极缓慢、表浅，脸色稍青紫。经吸出口腔的黏液，呼吸情况好转。但呼吸逐渐变为急促，最后出现呼吸困难。在产房进行抢救后，情况稍稳定而转新生儿病房。

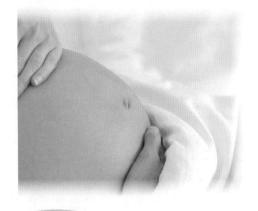

医院检查

宝宝正常新生儿外貌。面色苍白，呼吸急促，肋间隙呈凹陷，呼气呻吟。口周发青。口腔清洁，无分泌液及其他黏液。咽无充血。两肺可闻干性啰音。心音低钝，心率 150 次/分钟，律齐。腹稍胀但软，肝脾未及。四肢肌力偏低。

观察治疗

观察：宝宝出生时虽无呼吸停止，但呼吸极慢，可考虑有窒息。因羊水中已有胎粪，说明胎儿在宫内已有缺氧，并开始呼吸，以致羊水吸入。窒息、羊水吸入可并发肺、心、神经系统病变。从呼吸情况看，似属呼吸道病变所致，不像中枢性呼吸困难。

治疗：住院后给氧、禁食、静脉补液、用抗生素预防及治疗感染。作胸部 X 线检查，心脏未见异常。两肺可见密集的斑状阴影。查外周血象，白细胞总数及分类正常。经上述处理后，3 天后情况好转，呼吸趋向平稳。第 7 天复查胸部 X 线所见，两肺斑状阴影已消失。

查明病因

宝宝诊断为新生儿窒息，羊水吸入。宝宝可肯定有羊水吸入，而且是在宫内吸入，可能与产程过长有关。羊水吸入可发生吸入性肺炎，如吸入被污染的羊水，可发生混合性肺炎。从本病例情况看，经过顺利，仅为单纯羊水吸入，未形成肺炎。肺部的斑状阴影可见于吸入的羊水，并非一定是浸润。本病例窒息程度轻，未并发肺炎，故而恢复快。

中医预防及保健

预防的关键是预防胎儿宫内或产时缺氧。母亲定期作产前检查是非常必要的，发现胎儿有宫内窒息的征象时，应尽快结束分娩。缺氧时间越长，吸入羊水的可能和吸入羊水的量将越大，并且长时间宫内缺氧还可造成胎儿脑损伤。

【病例2】宝宝江 XX，男孩，1 天。烦躁、呼吸困难半小时来急救病房。

宝宝症状

宝宝足月产，因难产经产钳助产出生。出生后无窒息，一般情况尚可。X 线检查右锁骨中段骨折。测体温为 38.5℃。静脉输液葡萄糖加入青霉素、氨苄西林。点滴速度为每分钟 8～10 滴。滴入液体约 20ml 时，宝宝出现烦躁、面色潮红、呼吸困难、张口喘息。同时皮肤出现大小不等、高出皮肤、按压褪色的风团块。立即送急救病房。青霉素未作皮肤试验。

医院检查

宝宝正常新生儿外貌。神清，烦躁不安，面色潮红。皮肤散在大小不等的风团块。呼吸急促，50 次 / 分钟，心率 200 次 / 分钟。两肺呼吸音清。腹软，肝脾未及。四肢未见异常。

观察治疗

宝宝入院后立即停止输液，氧吸入。约 5 分钟后呼吸困难症状消失，但体温上升至 39℃。经物理降温处理，夜间睡眠安静。清晨皮疹色变淡，但仍存在。当时对宝宝的表现原因认为系脱水热、包被不洁刺激等有关，因体温过高，输液后未降，尚有感染存在。又肌注青霉素。一小时后又出现上述类似症状，立即用抗过敏处理，病情未再加重。追问病史，其父对青霉素过敏。

查明病因

宝宝诊断为青霉素过敏反应。一般认为新生儿尚未接触过药物，青霉素可以不作皮试，但由此而发生的过敏反应已有报道。除重视双亲有无青霉素过敏史外，母亲怀孕期曾用药物也应询问。不仅青霉素，父母对其他药物有过敏者，也得重视。新生儿使用青霉素时最好作皮试。

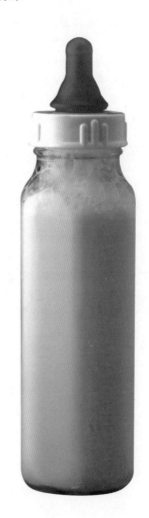

【病例3】宝宝姜XX，男孩，18天。5天来少哭、吃奶少，烦躁、呻吟、呼吸困难。

宝宝症状

宝宝足月顺产，出生情况良好。宝宝于一周前呼吸困难，口周发青，皮肤发黄。脐部有分泌物。近5天来宝宝精神反应差、吃奶不香，时有烦躁，继而呼吸困难。但无咳嗽、发热。

医院检查

宝宝神志清楚，面色苍白，口周发绀，鼻翼扇动，呼吸急促80次/分钟，见三凹征。咽无充血。两肺呼吸音粗，未闻干、湿啰音。心率170次/分钟，律齐，心音低钝，未闻杂音。腹软，肝在右肋下3cm，脾未及。皮肤无黄染，四肢末端发凉。

观察治疗

观察：X线检查，心脏扩大，心尖上翘，心腰部凸出。追问病史，宝宝出生于冬季，其母孕期不吃蔬菜、鸡蛋，只吃纯白米及精白面，生产后按当地习惯，饮食单调。

治疗：肌注维生素B 两次，情况无明显好转。又试用呋喃硫胺3次。第2天，呼吸平稳，口周发青消失，吃奶见好。继用肌注呋喃硫胺15天。复查心电图正常，X线检查，心影大小正常。痊愈出院。

查明病因

宝宝诊断为新生儿心型脚气病。新生儿脚气病少见。本病例有嗜睡、精神反应差，烦躁，吃奶无力等表现；又有心脏病症状。胸部X线检查，心脏扩大。其母在孕期及生产后饮食单一，维生素B 摄入量不足。经用呋喃硫胺治疗，痊愈出院。在脚气病引起的心力衰竭时，不宜用洋地黄、激素、高渗葡萄糖、可拉明、洛贝林等药物，均可使心力衰竭加重。

中医预防及保健

新生儿脚气病较为少见，一般治疗：调整饮食，供给乳母和病儿富含维生素B_1的食物。喂母乳的婴儿应同时治疗乳母，必要时暂停母乳喂养。再给予维生素B_1治疗。轻症患者：给予口服维生素B_1。重症（如心型、脑型）及消化道功能紊乱者：应注意静脉注射忌用葡萄糖溶液稀释，以免因血中丙酮酸增加而加重病情。肾上腺皮质激素、ACTH、过量的烟酸和叶酸均妨碍维生素B_1的利用，均应避免。

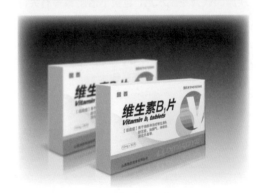

宝宝上呼吸道疾病

【病例1】宝宝XX，男孩，3岁半。6小时来呼吸困难。

宝宝症状

宝宝病前一般情况良好，无流涕、咳嗽等呼吸道表现。6小时来突然出现呼吸困难。体温正常。宝宝阵阵哭闹，声音发哑。有无误入异物史不详。

医院检查

宝宝营养发育良好，神志清，但阵阵烦躁。哭声嘶哑。呼吸急促，呈吸气性呼吸困难伴喉鸣。面色稍苍白，口周稍青。唇无明显发绀。咽部无充血。扁桃体不大。两肺呼吸音尚可，可闻下传的喉鸣。心音尚可，心率120次/分钟，律齐。腹软，肝脾未及。四肢未见异常。

观察治疗

宝宝入院后先按急性喉炎处理，给氧、镇静、输液、加用抗生素及激素。观察期间，宝宝不敢吞咽。呛咳时痰液中混有鲜血。经喉镜检查，取出葵花子一颗。症状立即缓解。

查明病因

宝宝诊断为喉头异物。喉头异物时，可见两种后果：异物体积较大者，可直接嵌顿于喉头，发生窒息而死亡。如较小、尖锐的异物可嵌顿于喉头，出现吸气性呼吸困难、喉鸣、声音嘶哑等表现。年幼儿突然出现吸气性呼吸困难，而无其他伴随症状时，应考虑到喉头异物。

中医预防及保健

平日要教育小儿不要将粗大的物件插入口内，并管理好小儿的食品及玩具。小儿磨牙尚未长出，不要喂食瓜子、花生米、豆类及其他带核食品。进食时勿大声谈笑，也不可恫吓、逗乐或叱骂，免得小儿大哭大笑。但凡物品小于嘴巴，易被吸入或吞入的，均不该当作玩具，并应放在小儿本人拿不到的地方。假如咽内有异物，绝不可用手指挖取，也不可用大块食品咽压，而应想法诱其本人吐出。

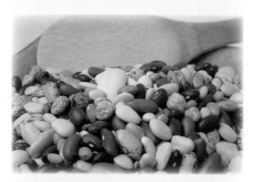

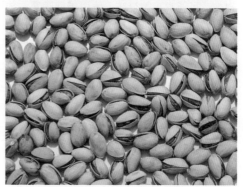

【病例2】宝宝李 XX，男孩，3 岁。咳喘一周，声哑痰多。

宝宝症状

宝宝于来门诊前一周，吃花生米时出现呛咳，家长当时用手指从宝宝嘴中取出花生米碎渣少许。怕花生米误入气管，立即去医院，作气管镜检查，未发现气管内有花生米。手术后声哑，痰多，哭闹时喘憋。安静时情况尚平稳。进干食吞咽略困难，半流食尚可。病后未觉有发热。在外作胸部 X 线检查，提示有肺不张。

医院检查

宝宝营养发育中等。检查时不合作，哭闹，咽喉部痰多，呼噜声明显，哭声嘶哑，口周稍发绀。安静时呼吸尚可。咽充血，刺激时咽喉部反射存在。呼吸 32 次／分钟。两肺呼吸音粗，两侧呼吸音对称，可闻咽喉部下传的痰鸣音。心音尚可，心率 124 次／分钟，律齐。腹软，肝脾未及。四肢未见异常。

观察治疗

宝宝体温正常。查外周血象，白细胞总数不高。宝宝痰多，咳嗽，易有感染，口服先锋霉素 4 号。考虑咽喉部系气管检查所致损伤，可能有水肿存在，使用局部喷雾，加入化痰药和氢化可的松，每日 2 次。为促使水肿吸收，口服泼尼松。为进一步排除气管、支气管异物，作胸部 X 线透视及摄片，无异物存在依据。

查明病因

宝宝诊断为外伤性咽喉部损伤。本病例有异物史，但气管镜检查未证实。经气管镜检查后出现声哑，吞咽困难，痰多，肯定非咽喉部异物表现，而系损伤所致。

中医预防及保健

本病例提醒家长，不要随意喂婴幼儿食用颗粒状食物。谨慎让 3 岁以下的小孩接触到花生瓜子和其他小颗粒性物品。教育和提醒孩子，不要将硬币、纽扣、小玩具等物含在口中玩耍。虽然果冻引起气管异物的发生率不高，但一旦发生往往后果严重，所以在给孩子食用时要特别小心。在吃东西时，家长切莫训斥、打骂孩子。不要让孩子躺在床上吃东西，或含着食物睡觉。

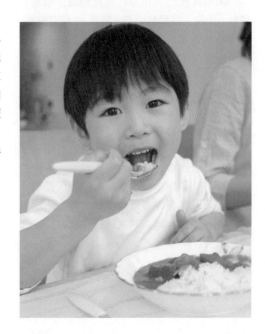

宝宝下呼吸道疾病

【病例1】宝宝赵XX，女孩，13岁。发热、咳喘、胸闷1个月，尿频、尿痛3天。

宝宝症状

宝宝于近一个月来间断发热，体温波动在38℃～40℃，病初有流涕等上呼吸道感染表现。曾伴咳嗽，有白痰。重则呼吸急促。曾诉胸痛、咽痛和脐周痛。先后按败血症、肺炎、胸膜炎治疗，但热仍不退。近3天又出现尿频、尿痛表现。

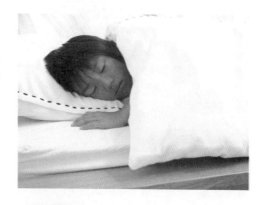

医院检查

宝宝营养发育中等。神志清楚，精神尚可。呼吸急促，40次/分钟。口周稍青，唇发绀，咽充血，扁桃体，浅表淋巴结未见肿大。左肺下叩浊，呼吸音减低；右肺可闻中、细湿啰音。心音低钝，心率130次/分钟，律齐。腹软，脾、肝未及。四肢未见异常。指端不发绀。

观察治疗

观察：宝宝胸部X线检查，右肺上、下见大片状阴影，左侧见胸腔积液。作胸腔穿刺，抽出橘红色液60ml，李凡他阳性，其中满视野红细胞，偶见成堆白细胞，未找到肿瘤细胞，培养无细菌生长。

用青霉素治疗，住院5天，体温有所下降，复查胸部X线检查，右肺片影缩小，左胸腔积液明显减少，肋膈角模糊。病变和临床消失如此快，用一般细菌感染无法解释。取血查冷凝集素试验，结果滴度为1：64。停青霉素，用红霉素治疗。12天后两肺病变均消失。尿常规检查阴性。

查明病因

宝宝诊断为支原体肺炎。支原体肺炎可并发胸膜炎，但发生血性胸腔积液者少见。从发病经过看，尚符合支原体肺炎。从治疗情况看，体温的下降，病情好转与青霉素无关，在改用红霉素时，病情已开始缓解，也难以说明是其作用。泌尿系症状和尿液的变化是否能用支原体感染来说明，未见类似报道。但尿培养阴性，未经特殊治疗，症状消失，尿液正常，似乎与支原体感染有关。

中医预防及保健

支原体肺炎是肺炎支原体引起的急性呼吸道感染伴肺炎。平时应做好小儿支原体肺炎的预防。孩子要注意体育锻炼，经常进行户外活动。室内要开窗通风，使肌体的耐寒及对环境温度变化的适应能力增强，随气温变化及时增减衣服，避免与呼吸道感染的孩子接触，在呼吸道传染病流行季节，不要带孩子去公共场所，合理地调配营养，做到不挑食、不偏食，有充分的休息和足够的睡眠。

【病例2】宝宝刘XX，男孩，8岁。发热8天，咳4天，呛咳、呼吸困难两小时。

宝宝症状

宝宝于20余日前曾有过轻咳，痰多，可听到呼噜声。用抗生素一周后症状有所减轻。近8天来又发热，最高体温达40℃，同时伴痉挛性咳嗽，两小时来呛咳加重，伴呼吸困难。

医院检查

宝宝体温38.5℃，呼吸30次/分钟，脉搏120次/分钟。宝宝营养发育中等，重症病容，面色发灰，呼吸急促，口周稍青，唇不发绀，咽稍充血，扁桃体不大。左肺呼吸音低，叩浊音，语颤，右肺正常。心音尚可，律齐，无杂音。腹软不胀，肝在右肋，边缘锐，质软，脾未及。四肢未见异常。

观察治疗

观察：胸部X线检查：左肺见大片密度均匀的阴影，左心缘及左膈界不清，左膈上升；心影左移；右肺透亮度增高。可能为左肺不张。

治疗：静脉点滴红霉素4天，体温略降，但仍咳伴气促，左肺所见同前。作气管镜检查：在左支气管开口稍下方，有黄白色物将管腔堵塞，取出似植物性异物，质硬。继而取出2块干酪样物质。诊断为左支气管淋巴结结核。在准备吸引之际，突然大量干酪样物及脓性液一涌而出，宝宝发生窒息，心跳停止，立即进行抢救。因堵塞重，抢救未能成功。

查明病因

宝宝诊断为左支气管淋巴结结核。宝宝原为支气管淋巴结结核，淋巴结破溃，堵塞而造成肺不张，呼吸道梗阻。原因不明的肺不张，可由异物、肿瘤、炎症、结核等造成。支气管淋巴结结核时，淋巴结张力大，有急性穿破的可能，所以宜暂用保守疗法。急于气管镜摘取，有可能淋巴结破溃而窒息，发生危险。

中医预防及保健

支气管淋巴结结核的治疗要及时正确，这是决定预后的关键，患者要避免过度劳累、预防感冒、适度锻炼，提高抗病能力。饮食注意摄取高蛋白食物，肉、奶、蛋及水果等，有助于康复。

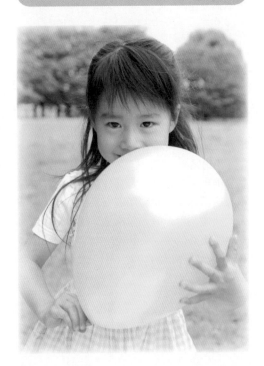

【病例1】宝宝孙XX，男孩，4岁。4个月来出现呼吸困难、浮肿，近1周加重。

宝宝症状

宝宝于近4个月来活动能力下降，活动时伴气促。曾有过两次呼吸困难、下肢浮肿。又出现咳喘、尿少、浮肿，但无发热。既往健康情况尚可。一年前因发热、咳嗽、腹泻住院。未作胸部X线检查。

医院检查

宝宝营养发育中等。精神不振。面色苍白，颜色轻度浮肿。呼吸30次／分钟，脉搏140次／分钟。口周发青，唇轻度发绀。咽无充血。颈静脉轻度怒张。两肺呼吸音粗糙。心音尚可，律齐，未闻杂音。腹稍胀但软，肝在右肋下3cm，剑突下4cm，脾未及。下肢轻度浮肿。无杵状指。

观察治疗

宝宝入院后先采用抗心力衰竭处理，应用地高辛和利尿剂，卧床休息，限制水盐入量。胸部X线检查：两肺纹理粗厚，未见片影。心脏中度增大，呈普大型，心搏动减弱。心电图检查：左室肥厚，ST-T改变。心脏B超检查：左房、左室、右室增大，以左室明显，未见分流及瓣膜改变，心包腔无积液。经一周治疗，复查胸透，心脏略有减小，左室增大明显，左房和右室有所缩小。肝脏缩小，下肢浮肿消失。颈静脉怒张已不明显。带地高辛出院后继服。

查明病因

宝宝诊断为充血性心肌病。该病以心脏扩大为主，各房室均可扩大，以左室更明显，可有继发性心肌肥厚。主要表现为心肌收缩力降低、心搏出量减少、充血性心力衰竭。心内膜弹力纤维增生症也属于此型。本病的病因考虑与柯萨奇B组病毒感染性心肌炎有关，为心肌炎慢性发展的后果，也有人称其为病毒性心肌炎的后遗症。治疗重点是用洋地黄类制剂控制心力衰竭。

中医预防及保健

预防及保健上要注意：预防感染，适当休息，饮食调摄。

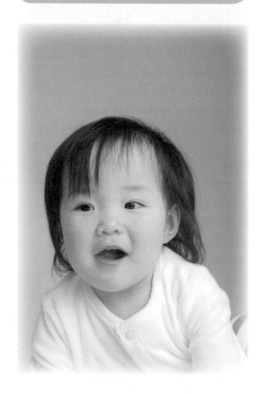

【病例2】宝宝蒋 XX，男孩，5 岁。一个月来乏力、吐纳差、咳嗽，进而呼吸困难。

宝宝症状

宝宝于近一个月来活动少，精神不振，食欲减退，显得乏力。半个月来声声咳嗽、气促。一周来呼吸困难加重，尿少，浮肿。病后未觉有发热，未测量体温。

医院检查

宝宝营养发育尚可。神志清，精神萎靡。呼吸急促，面色发灰，口周发青，唇发绀。眼睑浮肿。咽无充血。颈静脉怒张。心界扩大，心音低钝，心率 146 次 / 分钟，未闻杂音，心尖部可闻奔马律。两肺底部有湿啰音。腹稍胀满，肝在右肋下 3cm，剑突下 4cm，脾未触及，无移动性浊音。下肢浮肿，指端发绀。血压偏低，脉压小。

观察治疗

观察：宝宝有全心衰竭，肺部啰音性质待定。胸部 X 线检查：心脏中度扩大，呈普大型，心搏动减弱。两肺纹理增多，底部模糊。心电图检查：P-R 间期明显延长，ST-T 改变。宝宝来自克山病地区，考虑克山病的可能。

治疗：先对宝宝进行紧急处理，吸氧，用强心剂、利尿剂，静脉点滴青霉素和大量维生素 C，严格控制液量。经过 4 天的治疗，情况有所缓解。呼吸困难明显减轻，青紫消失，浮肿不明显，肺部啰音减少，肝脏缩小，颈静脉怒张已不明显。奔马律已不存在。复查心电图，间期仍延长，但 ST-T 改变已恢复正常。胸部 X 线复查，两肺纹理仍粗，底部模糊阴影已不存在。心脏增大有缩小，搏动已有力。停用利尿剂，继用洋地黄治疗。住院三周出院。洋地黄继续服用，每月复查一次。

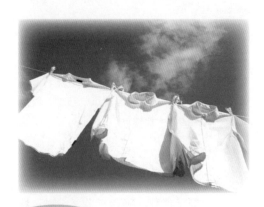

查明病因

宝宝诊断为克山病（亚急性型），全心衰竭，心源性休克早期。克山病是原因尚未明确的心肌病。因首先发现于黑龙江克山县而命名为克山病。目前在我国东北和西南地区，14 个省份均有报道。有一定的季节性，北方地区以冬季为多，西南地区则夏季多发。有时似形成流行。病理改变心脏以扩张为主，一般无肥厚，属充血性心肌病。治疗原则是：抢救心源性休克，控制充血性心力衰竭，减轻心脏负担，纠正心律紊乱，对症处理。

中医预防及保健

本病应采用综合治疗。抢救心源性休克，控制心力衰竭和纠正心律失常等。

宝宝中枢神经系统疾病

【病例1】宝宝江 XX，女孩，5 个月。咳 3 天，气促半天来门诊。

宝宝症状

宝宝于近 3 天来出现咳嗽。在发生咳嗽前因喂奶而出现呛咳。近半天来气促。病后无发热。无呕吐、易惊等表现。曾按上感治疗，效果不明显。精神萎靡。

医院检查

宝宝营养发育尚好。体温 36.6℃，呼吸急促，60 次 / 分钟，脉搏 144 次 / 分钟。面色苍白，唇周发青。鼻扇，三凹征。前囟平坦。咽无充血。颈无抵抗。两肺呼吸音正常。心音尚可，律齐，未闻杂音。腹软，肝脾未及。四肢张力正常。未引出病理反射。

观察治疗

宝宝入院后按毛细支气管炎、喘息性气管炎处理，用抗生素、地塞米松、氨茶碱、酚妥拉明、吸氧。胸部 X 线检查：两肺纹理增厚，未见片影；心脏大小正常。查外周血象，出血时间 2 分，凝血时间 4 分。应用维生素 K，止血药。输新鲜血 50ml。但宝宝情况恶化，呈进行性面色苍白，神志不清，呼吸不整，时有间歇、暂停，出现全身性抽搐。于入院 15 小时，抢救无效死亡。尸检颅内见大量不凝固的血液。脑部未见炎症变化。

查明病因

宝宝诊断为颅内出血。该病是宝宝常见的中枢非感染性疾病，多与凝血因子低下或缺乏有关，也可由外伤引起。血管本身畸形，是宝宝颅内出血的常见原因之一。宝宝江 XX 出、凝血时间正常，血小板无减少，估计与血管畸形有关，阵发性呛咳可能为导致出血的诱因，无局灶症状，表现不典型，临床诊断有一定困难。

中医预防及保健

颅内出血是新生儿常见的严重疾病，也是造成围生新生儿死亡的主要原因之一。新生儿颅内出血预防，出生前应防止早产及避免窒息。产程中对胎儿进行监护，如见宫内缺氧及出生时窒息，均及时抢救。分娩时尽量避免产伤，必要时作剖宫产等。

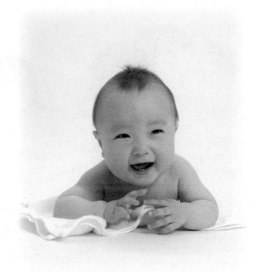

【病例2】宝宝赵XX，男孩，两岁。一年来多次出现呼吸暂停伴抽搐进而呼吸困难。

宝宝症状

宝宝系足月产，生后曾有短时间窒息，未经抢救而出现哭声及呼吸。出生后以母乳喂养，生长发育良好。10个月时，因受凉而抽搐一次，呼吸停止，面色发青，四肢发硬，昏迷1分钟，抽搐终止。发作后不久一切恢复正常。脑电图检查未见异常。本次发作在3天前，因感冒发热肌肉注射退热针时，哭闹又出现青紫、呼吸暂停、抽搐。当时体温为38℃，既往无高热惊厥史。家族成员中无精神、癫痫病者。

医院检查

宝宝营养发育良好，智力、运动发育正常，头面及身材无特异表现，对外反应良好。呼吸平稳，面色正常，咽无充血，浅表淋巴结无肿大。颈无抵抗。胸廓对称，未见佝偻病骨骼改变所见。两肺呼吸音清。心音有力，律齐，未闻杂音。腹软，肝脾未触及。四肢活动良好，无病理反射。

观察治疗

根据发病情况，虽然本次发作似有发热，但体温不是很高，而且感染症状早已不存在，所以与感染无关。因宝宝出生时有窒息，由此所造成的中枢神经系统后遗症应考虑。作脑电图检查，结果无异常所见。低钙从两岁年龄而言，已属少见，且每次出现呼吸暂停，未经特殊处理而缓解。作脑部B超和CT检查，均为正常。综合各种情况及检查结果，可认为宝宝所患的是一种神经官能症。

查明病因

宝宝诊断为呼吸暂停症。本症又称屏气发作，非器质性病变所致，系神经官能症的一种表现。本症有以下特征：发作前有诱因的刺激，主要是情绪的改变，如惊吓、恐惧、哭闹、生气等；发作时先呼吸暂停，继而青紫、抽搐，而癫痫则先抽搐而后青紫；抽搐表现为全身强直，角弓反张，非癫痫的发作；发作后很快意识恢复正常；脑电图无异常。本症6个月内婴儿少见，多为两岁内婴幼儿，4岁后减轻，6岁后罕见。

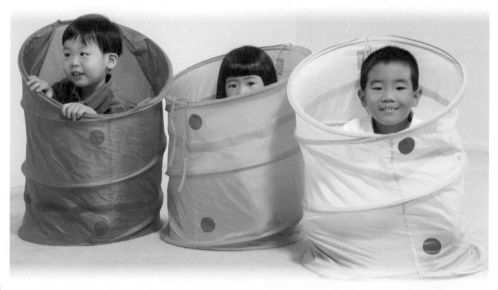

中医预防及保健

孩子哭闹而突然发生屏气，医学上叫作"屏气综合症"或"呼吸暂停症"，俗称"大憋气"，是婴幼儿时期常见的发作性神经官能症，多在2岁以内发作，且频率不一。屏气发作时父母不必惊慌失措：最好将孩子平放在床上，解开衣领扣，保

持呼吸道通畅；轻吹宝宝的脸部，以减少脑缺氧；拍打足心或后背；用手指掐按孩子的人中（鼻孔和上嘴唇之间正中）、印堂（两眉只见正中）、合谷（两手掌虎口处）等穴位，使其尽快恢复；亦可按压胸部，可迅速改善缺氧，帮助恢复呼吸。切忌将孩子紧紧搂抱强屈成团，特别是不要搂住孩子的脖子，以免造成窒息的严重后果。

宝宝其他系统疾病

【病例1】宝宝冯XX，女孩，8岁。发热皮疹、四肢无力5天，呼吸困难1天。

宝宝症状

宝宝于近6天来持续发热，初起为低热，病后第3天起即在39℃以上。不伴寒战，无流涕、咳嗽表现。病后第4天面部和四肢出现皮疹，形态不一。自发病日起即感四肢无力，下肢更为明显，且日益加重。近天来有轻咳，但呼吸困难严重，自觉胸闷，气不够用。

医院检查

宝宝营养发育中等。体温38.5℃。神志清楚，时而烦躁，语声减低。呼吸浅表，35次/分钟。面色苍白，咽无充血，咽反射减弱。胸廓活动差。两肺呼吸音减低，叩不发浊，未闻啰音。心音尚可，心率130次/分钟，未闻杂音。腹膨隆，腹部起幅度小，肝脾未触及。下肢略能伸屈。上肢肌力较下肢为好。面部可见斑丘疹，眼睑暗红色，伴轻度浮肿，面颊部见融合性，深红色斑片。下肢可见散在成片斑疹，关节周围多。

观察治疗

观察：宝宝入院后立即作以下检查。胸部X线检查：心、肺未见异常，呼吸运动减弱，考虑有呼吸肌麻痹。肌电图检查，提示肌原性改变。

治疗：立即静脉点滴青霉素及大剂量氢化可的松、吸氧。宝宝入院后病情急剧进展，喂水发呛，吞咽困难，四肢活动完全丧失。呼吸费劲，口周及唇部、四肢末端青紫明显。作气管切开，应用人工呼吸器。入院第3天，自主呼吸几乎完全消失。应用呼吸器一周，自主呼吸未出现。家长放弃治疗。

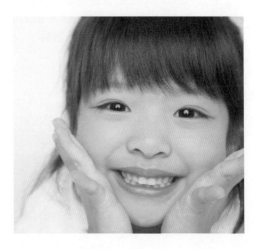

查明病因

宝宝诊断为皮肌炎。一般而言，皮肌炎的发展过程比较缓慢。本病属结缔组织病，主要表现为皮炎和肌炎。皮炎的表现为眼睑、下肢及身体其他部位皮疹、浮肿；肌炎的表现为肌痛和肌无力。宝宝发病较轻时，快行或上台阶困难，而皮疹出现晚，易误诊为肌炎。如果宝宝出现呼吸困难，应及时检查呼吸肌有无受累，双手压住胸部，如腹部起伏受限，同时出现呼吸困难加重、青紫，提示有膈肌麻痹。双手压住上腹，胸廓活动减弱，出现青紫，提示有肋间肌麻痹。本病可采用激素治疗，用量应较其他结缔组织病时大，不过激素的使用有时会使肌力减退加剧。

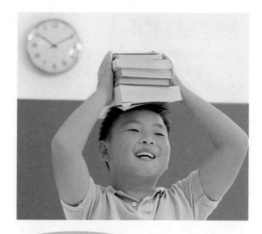

中医预防及保健

皮肌炎属自身免疫性结缔组织疾病之一。皮肌炎患者除了正规的药物治疗外，合理的调理及适度的锻炼也很重要。

【病例2】宝宝李 XX，男孩，8 个月。因发热 2 天，呕吐、呼吸困难 2 小时来门诊。

宝宝症状

宝宝于近 2 天发热，体温 38℃ ~39℃，同时伴轻咳、流涕。曾按感冒用先锋霉素 4 号治疗。第 2 天发热未退。因觉体温不降，用手摸仍有热感，服用家备退热片三分之一片，半小时后，仍觉有热，又服用二分之一片。半小时后宝宝出大汗，频繁呕吐，神志不清，四肢发凉，呼吸困难，立即来本院门诊。

医院检查

宝宝营养发育中等。神志不清，处于半昏迷状态。眼窝下陷。面色苍白，口唇发绀。呼吸深长，36 次 / 分钟。咽充血。颈无抵抗。两肺呼吸音清。心音低钝，心率110 次 / 分钟，律齐。腹软，肝脾未触及。四肢发凉。

观察治疗

观察：从家长带来的热退片看，系成人用阿司匹林，剂量为每片 0.5g。两次共服用 400mg。

治疗：立即用 10% 葡萄糖等渗液补液，纠正脱水酸中毒。同时查血电解质及血气。血气分析提示有代谢性酸中毒。补液后呼吸渐趋平稳，出汗已止，面色有好转，四肢凉度减轻。已排尿。继续补液，在液体中加入钾盐，按氯化钾 0.15% 浓度计算。补入液体后，神志开始清醒，脱水基本纠正，面色正常，呼吸平稳，四肢已不凉。经治疗 24 小时，宝宝一切恢复正常。

查明病因

宝宝诊断为阿司匹林中毒。本病是家长给宝宝服用过量阿司匹林而致中毒。发生中毒后宝宝常见症状有水、电解质紊乱、出血倾向、肾脏改变、肝脏损伤、甚至脑病等。宝宝发病初期，因大量呕吐、呼气过度，呼出大量二氧化碳，会出现呼吸性碱中毒，但多数宝宝就诊时常表现为代谢性酸中毒。与其他药物中毒一样，首先应该进行洗胃，以迅速排除毒物。洗胃液可用清水，或高锰酸钾溶液，也可配制类似细胞外液成分的溶液。

中医预防及保健

此病例提醒家长，给宝宝用药一定要在医生的指导下服用，严禁滥用药，以防药物中毒。

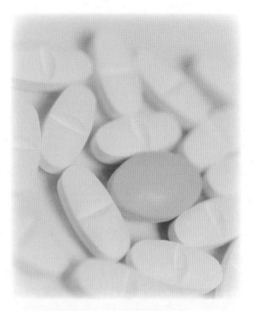

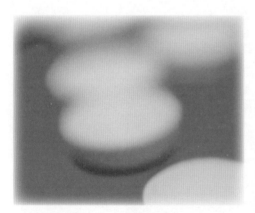

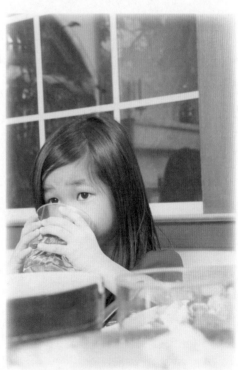

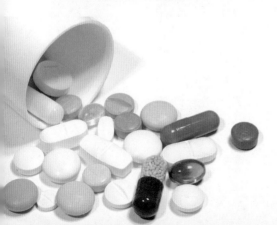

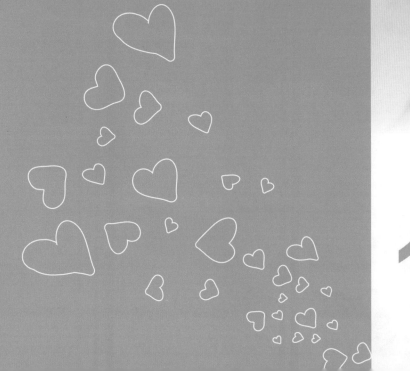

宝宝惊厥早知道

12

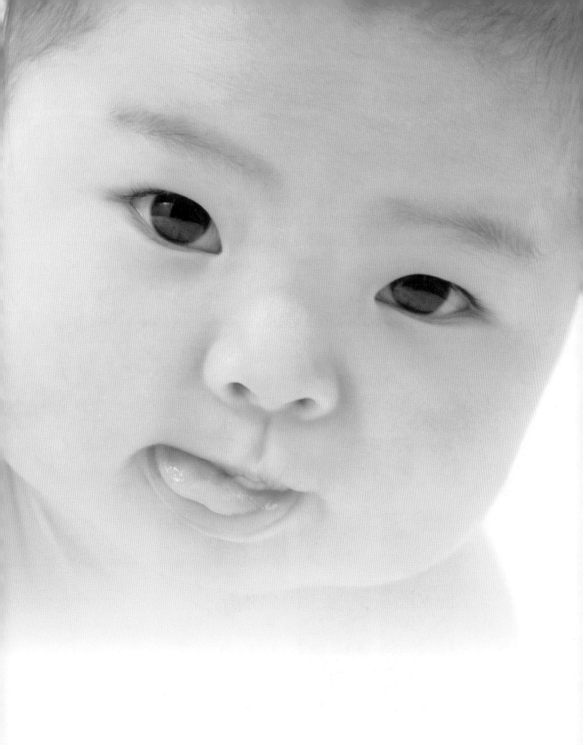

家长必备宝宝惊厥常识

如何定义宝宝惊厥

惊厥是宝宝常见的急症，发生率很高。当宝宝发生惊厥时，多表现为四肢肌肉抽搐或强直，伴有意识丧失，双眼上翻、凝视。宝宝惊厥发作时间可持续几秒或几分钟，甚至反复多次发作。严重的惊厥会对宝宝造成脑损伤，家长应注意预防和及时控制。

引发宝宝惊厥的常见疾病

宝宝惊厥的病因十分复杂。家长可根据宝宝是否发热来判断宝宝惊厥的类型，进而判断引起宝宝惊厥的病因所在，对其进行针对性的治疗。

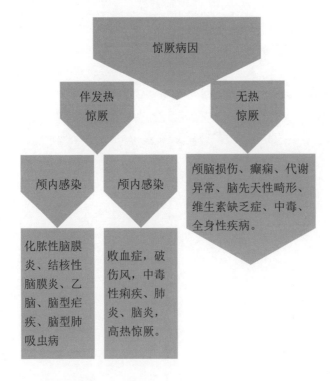

宝宝惊厥的一般处理

宝宝惊厥发作时，家长切忌慌张，应冷静进行处理。立即设法控制情况，以减少宝宝脑组织损伤的程度，预防后遗症的发生。

宝宝惊厥处理

| 保持宝宝安静，防止咬伤舌头。 | 保持呼吸道通畅，防止口腔分泌物、呕吐物吸入而窒息。 | 气管、支气管或肺部的急、慢性感染，肿瘤。 | 检测体温、呼吸、血压。高热需退让，脱水时须加脱水剂。 | 纠正低血糖、酸中毒及其他电解质紊乱。 |

宝宝惊厥典型病例解析

宝宝新生儿疾病

【病例】宝宝孙 XX，男孩，8 天。发热 5 小时。

宝宝症状

宝宝足月顺产，出生后无窒息。宝宝于 5 小时前突然高热，达到 39.8℃，烦躁。两天来鼻塞、不咳嗽，无恶心及呕吐，大小便正常。吃奶较好。宝宝既往健康状况良好，家族中无此病类似患者。

医院检查

宝宝体温 40℃，呼吸 48 次／分钟，脉搏 164 次／分钟。宝宝营养发育中等。神志清楚，发热病容。皮肤潮红，未见皮疹及出血点，黄疸不明显。口黏膜清洁。扁桃体不大。两肺呼吸音正常。心音有力，律齐，心率 164 次／分钟，无杂音。腹软无压痛。肝在右肋下 0.5cm，脾未及。四肢肌力正常。

观察治疗

先给宝宝洗个温水澡、头部枕冰袋降温。经过处理，宝宝体温下降到 38.7℃。取血培养及胸部 X 射线摄片，同时静脉输液氨苄西林抗感染。在此过程中，宝宝突然抽风，抽风时双眼凝视，面部肌肉抽搐，未见四肢抽动。持续两分钟左右缓解。

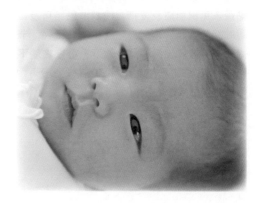

查明病因

宝宝诊断为新生儿上感，新生儿惊厥。宝宝惊厥仅在住院期间发生过 1 次。无特殊病史，各项检查正常，故惊厥原因不清。宝宝发热可排除新生儿败血症、化脓性脑膜炎、肺炎等疾病，故判断为新生儿上感。

中医预防及保健

新生儿上感要及时地采取对症治疗，控制好体温，严防宝宝惊厥的发生。

宝宝中枢神经系统感染性疾病

【病例】宝宝齐 XX，女孩，7 岁。两天来发冷、发烧，伴抽风一次。

宝宝症状

宝宝两天来发冷、发热，体温在 39℃以上，发作持续几个小时，体温逐渐下降、出汗。近 1 天来宝宝体温持续高热，抽风一次，抽时四肢阵挛性发作，意识丧失，双眼上翻，持续 3 分钟后缓解。宝宝烦躁不安，伴恶心、呕吐，精神不好。发病后不咳嗽，无尿频、尿急，大便正常。宝宝既往健康状况良好，居住地为疟疾流行区，同学中有疟疾患者。

医院检查

宝宝体温 41.2℃，呼吸 32 次 / 分钟，脉搏 140 次 / 分钟。嗜睡状，谵语，皮肤黏膜未见出血点及皮疹，浅表淋巴结可及。两肺呼吸音粗，可闻痰咳音。心音低钝，节律整齐。腹软，无移动性浊音。肝在右肋下 1cm，脾在左肋下 0.5cm。四肢肌张力偏高。瞳孔对光反应稍迟钝。

观察治疗

观察：宝宝周围血涂片镜检发现间日疟原虫阳性，间日疟原虫计数 48 个 / mm³。脑脊液检查，蛋白微量，白细胞 10 个。

治疗：宝宝外周血检查到疟原虫，诊断明确。宝宝反复抽搐，采取脱水降颅压，药物和物理降温。同时用二盐酸奎宁静脉点滴。用上述疗法，仍不见好转，宝宝意识处于半昏迷状态，最后因频繁抽风并呼吸循环衰竭死亡。

查明病因

宝宝诊断为脑型间日疟。该病发病急，症状凶险，死亡率高。宝宝发生脑型疟疾与疟原虫密度高低无直接关系，与个体差异有关。脑部小血管痉挛引起微循环障碍，含有疟虫的肿大红细胞积聚形成弥漫微血栓。所以，及时改善脑部微循环障碍是治疗该病的关键。

中医预防及保健

　　间日疟原虫有两个宿主，人和按蚊。通过中间宿主按蚊传播疾病，被感染的人患疟疾。疟疾的防治原则应根据疟原虫生活史和流行区实际情况，采用因地、因时制宜的综合防治措施。一方面用抗疟药杀灭人体内发育各阶段的疟原虫，防止疟疾发作及控制传染源；另一方面、积极开展防治媒介蚊虫，以控制疟疾的传播。

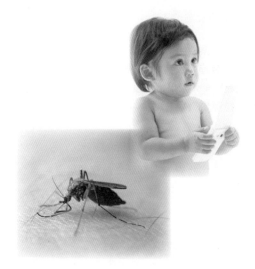

宝宝内分泌及代谢异常性疾病

【病例】宝宝蔡 XX，男孩，4 岁半。出生后抽搐。

宝宝症状

　　宝宝出生 3 个月后经常出现突然憋气。身体前屈，双上肢拥抱状抽动，伴有点头动作，每次持续几秒钟，每天发作十多次，多见于清晨和下午。不伴发热、呕吐。宝宝母乳喂养，既往健康状况良好，家族中无癫痫病和糖尿病史。

医院检查

　　宝宝体温 36.2℃，呼吸 24 次 / 分钟，脉搏 90 次 / 分钟。宝宝营养发育中等。神志清楚，精神萎靡。皮肤及浅表淋巴结未见异常。心、肺、腹检查正常。四肢肌张力低下，不能抬头，不能部分支撑体重。

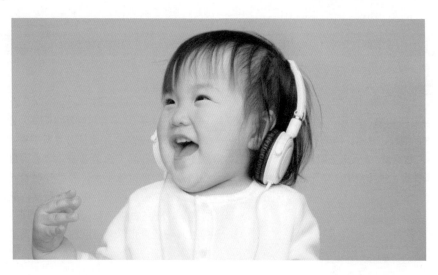

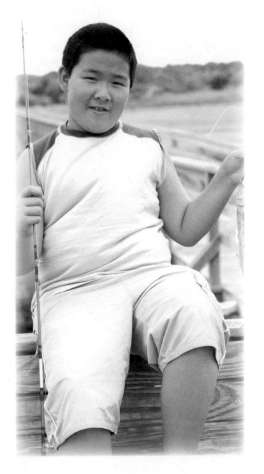

医院检查

观察：宝宝血、尿、便检查均正常。

治疗：宝宝血糖偏低，静脉点滴10%葡萄糖。4天来仍持续发作，加用泼尼松，3天后惊厥次数明显减少。

查明病因

宝宝检查为高胰岛素血症。宝宝空腹血糖低，胰岛素放射免疫测定值高于正常值，诊断明确。

中医预防及保健

高胰岛素血症的患者要注意：加强体育锻炼：体力活动可增加组织对胰岛素的敏感性，降低体重，改善代谢，减轻胰岛素抵抗，使高胰岛素血症缓解，降低心血管并发症。改善饮食结构：无论在我国还是在西方，人们的饮食结构都以高热量、高脂肪为主。而热量摄入过多超过消耗量，则造成体内脂肪储积引发肥胖。所以，饮食要多样化，以保持营养平衡，避免营养过剩。

宝宝遗传性疾病

【病例】宝宝陈XX，男孩，9岁。因近4天来无明显原因频繁抽搐。

宝宝症状

宝宝两年来在哭闹、劳累或发热时，面色苍白、烦躁、发绀、神志不清，偶有抽搐，1分钟左右缓解。4天来无明显原因频繁抽搐。母亲有昏厥、抽搐病史7年，后死于此病。

医院检查

宝宝体温36.2℃，呼吸24次/分钟，脉搏84次/分钟。宝宝营养发育中等。神志清楚，精神萎靡，面色苍白，眼睑浮肿，口黏膜清洁，扁桃体不大，两肺呼吸音正常。心音低钝，心律不齐。腹软无压痛，无移动性浊音。肝在右肋下1cm，脾在左肋下2cm。神经系统检查正常。皮肤黏膜未见黄染及出血点。

观察治疗

心脏二维超声心动图显像检查心内结构正常。经用静脉注射林多卡因，口服心得安、苯巴比妥钠治疗，48 小时后晕厥发作被控制。继续治疗 7 天，出院后维持口服心得安，随访 11 个月无晕厥发作。

查明病因

宝宝诊断为先天性耳聋所致的 Romano-Ward 晕厥综合征。该病为常染色体显性遗传。宝宝没有低血钾、低血钙或奎尼丁等药物史，并有家族史，因而可作出明确诊断。

中医预防及保健

先天性耳聋是指因母亲妊娠过程、分娩过程中的异常或遗传因素造成的耳聋。多为感音神经性耳聋。为了更好地作好预防先天性耳聋，要严格控制近亲结婚，作好孕期保健，预防感染，控制地方性碘缺乏造成的甲状腺肿，坚持产前检查，要做到安全生产。目前在有条件的产科已开始对新生儿进行常规耳科及听力学检测，可尽早地了解新生儿的听力情况，发现异常时早期得到补救。这样，大部分的先天性耳聋就可以不发生了。

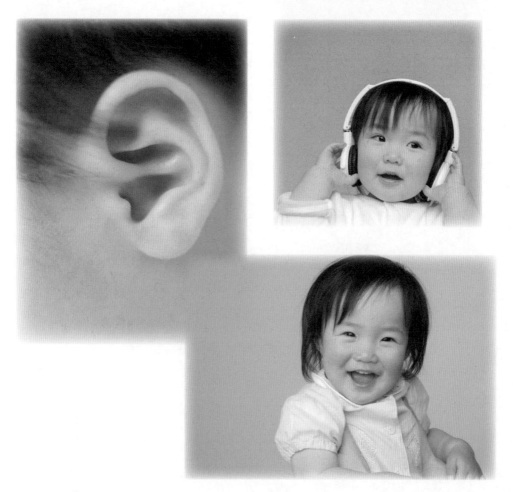

宝宝昏迷早知道

13

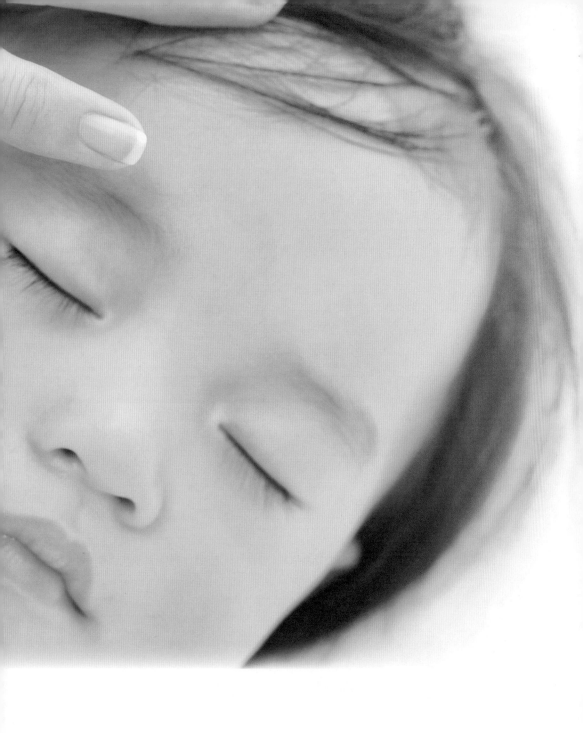

家长必备宝宝昏迷常识

如何定义宝宝昏迷

昏迷是宝宝意识障碍的最严重阶段，表现为宝宝意识完全丧失，即使家长对宝宝进行刺激，仍不能使宝宝苏醒。按照宝宝对刺激反应的程度不同，可以将宝宝昏迷分为四个类型。

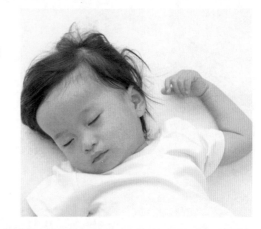

浅昏迷	对强烈痛刺激有反应，基本生理反应存在，生命体征正常。
中度昏迷	对痛刺激的反应消失，生理反应存在，生命体征正常。
深昏迷	除生命体征存在外，其他均消失。
过度昏迷	脑死亡。

引发宝宝昏迷的常见病因

全身性疾病

代谢性脑病：主要是指体内各种器官功能衰竭、全身性代谢紊乱所引起的脑代谢障碍性疾病。

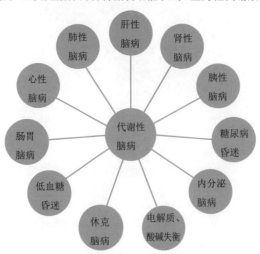

中毒性脑病

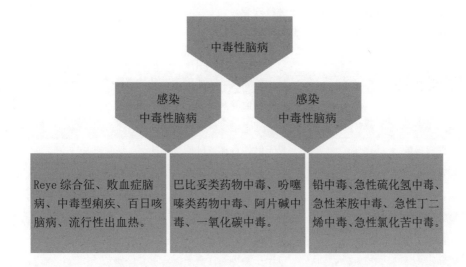

颅内疾病

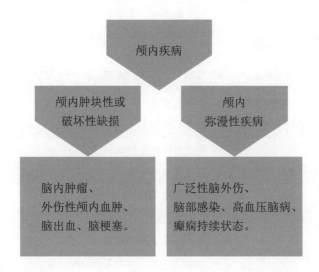

根据宝宝症状判断昏迷病因

家长对宝宝昏迷时的伴随症状进行观察和记录，对判断宝宝是何种疾病引起的昏迷具有重要的意义。

发热	见于脑膜炎、脑型疟疾、某些感染性中毒性脑病。
偏瘫	见于脑血管病、脑部感染、颅内损伤、颅内占位性病变。
肌肉震颤	见于尿毒症、肺原性脑病。
扑翼样震颤	见于肝性昏迷或肺原性脑病。
阵发性抽搐	见于三硫化碳、阿托品类、有机氯等中毒。
强直性抽搐	见于一氧化碳、有机磷、氰化物、番木鳖碱等中毒。
癫痫样发作	见于高血压脑病。
舞蹈样动作	见于风湿性脑炎。
精神症状者	见于各种代谢性脑病或脑炎、脑膜炎。
皮肤灼热干燥	见于热射病。
皮肤湿润	见于低血糖昏迷或吗啡类药物中毒。
皮肤潮红	见于脑出血、颠茄类中毒。
紫绀	见于某些化学药品中毒。
皮肤出血点	见于流行性脑膜炎。
口唇疱疹	见于大叶肺炎、流行性脑脊髓膜炎。
鼾声呼吸且伴有一侧面肌瘫痪	见于脑出血。
呼吸缓慢	见于颅内压增高。
呼吸急促	见于急性感染性疾病。
呼吸过慢且伴有叹息样呼吸	见于吗啡类中毒。
呼吸较浅	见于低血糖昏迷。
脉搏慢而洪大	见于脑出血。
脉搏慢而细	见于吗啡类药物中毒。
脉搏加快	见于颠茄类中毒或氯丙嗪中毒。
呃逆或哈欠	见于颅内压增高，也可见于尿毒症昏迷。

宝宝昏迷的一般处理

宝宝出现昏迷状况之后，家长不要惊慌。可立即松开宝宝的衣领，去掉枕头，保持宝宝的呼吸道通畅。同时托起颈部或者下颌，使宝宝头部充分后仰，开放气道。如果宝宝的气道被分泌物堵塞时，家长应采用各种方法将气道内的分泌物排出，必要时应作人工辅助呼吸。

宝宝昏迷典型病例解析

宝宝全身性疾病

【病例 1】宝宝朱 XX，男孩，9 岁。抽搐、意识不清 4 小时。

宝宝症状

宝宝于 4 小时前突然出现眼上吊，口吐沫，肢体抽动。抽后神志不清，肢体发凉，多汗，时有躁动。病后无发热，宝宝既往无类似情况。

医院检查

宝宝体温 36.8℃，呼吸 22 次 / 分钟，脉搏 130 次 / 分钟。血压偏低，宝宝意识不清，呼吸有极浓的酒味，压眼眶有反应，双瞳孔等大等圆，对光的反应存在。颈无抵抗。双肺有痰鸣。心音有力，心律齐。腹软，肝脾未及。肢体湿冷。皮肤无出血点及皮疹。

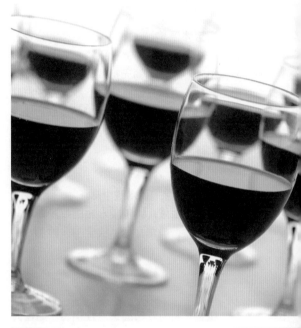

观察治疗

观察：根据宝宝发病情况，进行各项体格检查，并未见任何异常。可闻酒味，考虑是饮酒过多有关。查血糖，应用葡萄糖后半小时逐渐清醒，未再发生抽搐。宝宝 6 小时前自己饮山楂酒约 250ml。

查明病因

宝宝诊断为乙醇中毒导致低血糖。宝宝饮酒过多以致醉酒后昏睡，但一般不发生抽搐。抽搐发作与低血糖有关，特别是在空腹饮酒时更易发生。

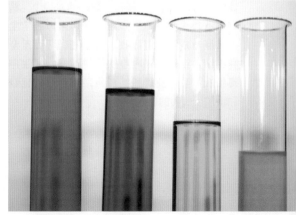

【病例2】宝宝冯XX，女孩，5个月。呕吐、昏迷半天。

宝宝症状

宝宝于近一个月来经常腹泻，为稀绿色便，有奶瓣，每次量不多。4小时前给宝宝服用兽用亚硒酸粉末，15分钟后宝宝恶心、呕吐，继而频繁腹泻，排水样黏液便，量多，无脓血。无尿。宝宝精神萎靡，面色苍白，半小时来神志不清，唇发青，手足发凉。

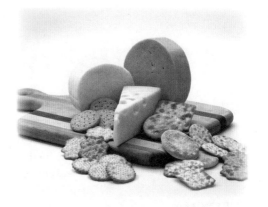

医院检查

宝宝体温37.8℃，呼吸44次/分钟，脉搏160次/分钟。神志不清。前囟凹陷，唇发绀，双眼下陷。颈无抵抗，两肺均无异常。心音低钝，心律齐。腹软，不胀。肝在右肋下3cm。脾未及。肠鸣亢进。肢端皮肤发冷，指甲稍绀。

观察治疗

观察：宝宝有脱水酸中毒。

治疗：输液，纠正脱水和电解质紊乱。治疗未见效，病情加重，宝宝于入院后5小时死亡。

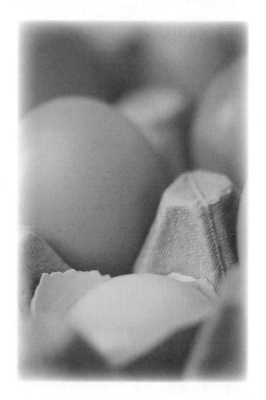

查明病因

宝宝诊断为亚硒酸钠急性中毒。硒在人体内仅为20.6μg，营养所需的硒量很少，稍有摄取过量就会产生中毒。其毒素可经宝宝的胃肠道或呼吸道吸收，经血液循环而至全身组织。亚硒酸钠吸收快而排泄慢。发生中毒情况后可用亚砷酸钠解毒，也可用硫化物和增加蛋白质的摄入。

宝宝颅内疾病

【病例】 宝宝许 XX，男孩，7 岁。因高热半天，两天来抽搐，半天来神志不清。

宝宝症状

宝宝于半个月前突然高热，伴剧烈头痛，呼吸急促。两天前肢体抽动约 5 分钟，眼向右凝视。呕吐。半天来突然神志不清。宝宝既往健康状况尚可，有食生蟹史。半年前曾有发热，剧烈头痛，继而神志不清，5 天后热退，发现左侧上下肢活动差，后来慢慢恢复正常。

医院检查

宝宝体温 39℃，呼吸 38 次 / 分钟，脉搏 130 次 / 分钟。血压正常，急性重病容，神志不清，压眼眶有轻度反应，左眼外直肌麻痹，双瞳孔等大等圆，对光反应迟钝。眼底检查：视神经乳头边缘不清，轻度隆起，颜色苍白。颈有抵抗。心、肺未见异常。腹软，肝脾未及。四肢肌张力增高，双上肢呈屈曲状，双下肢伸直发挺。

观察治疗

观察：宝宝既往曾有类似情况。每次均伴有发热，应考虑癫痫、占位性病变、寄生虫病，炎症感染的可能性不大。寄生虫病的可能性最大。检查外周血象，血嗜酸细胞增高。宝宝有食用生蟹的历史。

治疗：先用抗生素及对症处理。作肺吸虫抗原皮试验为阳性，脑脊液肺吸虫补体结合试验为阳性。加用硫双二氯酸及吡喹酮治疗。但病情无好转，且又出现抽搐，昏迷加深，经抢救无效死亡。

查明病因

宝宝诊断为亚硒酸钠急性中毒。硒在人体内仅为 20.6μg，营养所需的硒量很少，稍有摄取过量就会产生中毒。其毒素可经宝宝的胃肠道或呼吸道吸收，经血液循环而至全身组织。亚硒酸钠吸收快而排泄慢。发生中毒情况后可用亚砷酸钠解毒，也可用硫化物和增加蛋白质的摄入。

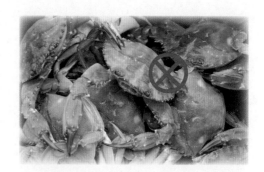

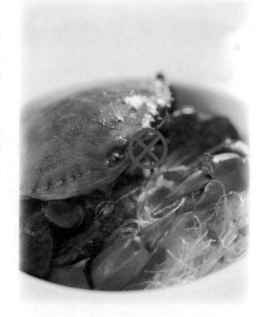

173

宝宝高血压早知道

14

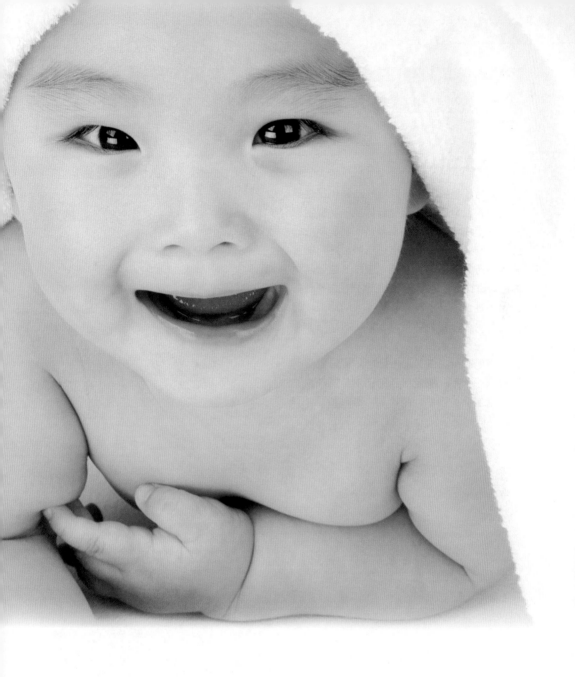

家长必备宝宝高血压常识

如何定义宝宝高血压

高血压是指宝宝体循环的动脉血压过高（主要是以舒张压作为衡量标准）。宝宝患有高血压疾病时会出现头晕、头痛、呕吐、肢麻等症状，严重时会出现惊厥。要判断宝宝的血压是否正常，家长可使用多普勒超声血压计进行测量，而不应使用水银柱血压计，因为该种血压计不能检测到宝宝动脉搏动的声音。另外，在为宝宝测量血压时，家长要注意测压计气囊袖带的大小，一般宽度应该为上臂的三分之二，血压计的放置位置应与心脏同一水平。宝宝血压的正常范围较大，对于宝宝高血压的判断标准，国内和国外有两种不同的说法。

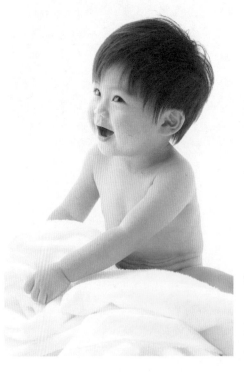

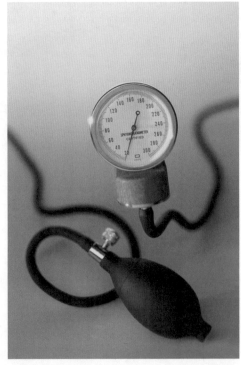

标准 年龄	国外标准	国内标准
4～7 岁	≥ 15.3 / 9.86kPa（115 / 74mmHg）	≥ 11.6 / 6.76kPa（87 / 50mmHg）
8～10 岁	≥ 15.3 / 9.86kPa（122 / 76mmHg）	≥ 12.3 / 7.60kPa（92 / 57mmHg）
11～15 岁	≥ 17.7 / 10.7kPa（133 / 80mmHg）	≥ 13.1 / 8.13kPa（98 / 61mmHg）

引发宝宝高血压的常见疾病

宝宝高血压的病因较成人简单。首先，应考虑遗传性因素，家长如果患有高血压疾病，宝宝的发病率也会较高。其次，应考虑与宝宝肾脏病变有关。

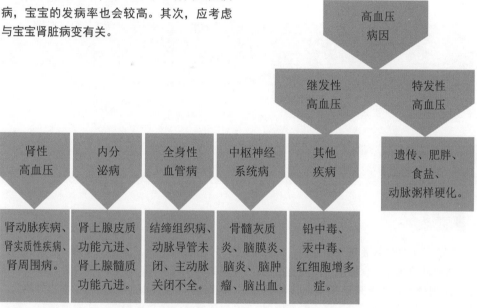

根据宝宝症状判断高血压病因

宝宝高血压伴随症状的多少、明显程度不定，主要与血压升高程度、升高速度有关。

急性肾炎	眼睑及下肢轻度浮肿	皮肌炎	眼睑暗红色斑丘疹伴轻度浮肿
慢性肾炎	低蛋白性浮肿	硬皮病	皮肤改变
先天性泌尿系统畸形	阻塞性则排尿困难	结节性多动脉炎	斑丘疹、瘀癜、溃疡
尿色异常	急性肾炎、泌尿系统感染	血管炎综合征	多形性皮疹
肾脏异物	腹痛、呕吐、腹泻、便秘	心血管疾病	咳嗽、呼吸困难
神经系统症状	中枢神经系统疾病	内分泌疾病	体形改变
红斑狼疮	面颊部蝶形红斑		

宝宝高血压的一般处理

宝宝患有高血压，家长应注意控制其生活节奏，避免宝宝过累、精神紧张，要保证宝宝有充足的睡眠。对于较肥胖的宝宝应减轻体重，采用低盐饮食。当宝宝血压升高明显时，应注意卧床休息。当宝宝出现高血压危象时，应绝对卧床、镇定，家长可将宝宝的床头抬高、给氧，并立即采取药物降压，硝普钠为首选，其次为可乐定和氯苯甲噻二嗪。

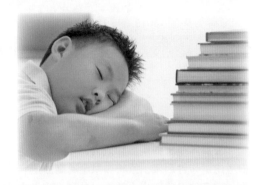

宝宝高血压典型病例解析

宝宝先天性泌尿系统疾病

【病例】宝宝陈XX，男孩，8岁。半年来面色苍白，全身乏力，食欲减退。3天来发热、头痛、呕吐，一天来尿色发红。

宝宝症状

宝宝于近半年来面色渐渐苍白，体力下降。曾有两次晕倒。食欲减退，时有恶心，食油腻则吐。近3天来连续发热，体温在39℃左右，流涕。咽痛、头痛。时有呕吐，非喷射性，为胃内容。一天来发现尿色发红，经检查未血尿。

医院检查

宝宝体温38.2℃，呼吸24次／分钟，脉搏126次／分钟。宝宝营养发育中等。神志清楚，精神萎靡。面色苍白，眼睑浮肿。口腔黏膜清洁，咽充血。扁桃体不大。两肺呼吸音正常。心音尚可，律齐，无杂音。腹软而无压痛，无移动性浊音。肝、脾未及。四肢活动正常，双下肢可见凹性浮肿。皮肤未见化脓性病灶。

观察治疗

宝宝有发热、流涕、头痛、血压升高、眼睑和下肢浮肿，可能为急性肾炎。根据检查发现，宝宝外周血小板减少，贫血较明显。血尿肯定。肾功能检查，尿素氮增高，有肾功能衰竭。双耳听力降低，有近视、色素性视网膜炎。

查明病因

宝宝诊断为遗传性肾炎。该病男孩发病早且重，女孩则较轻。血尿为常见首发症状，家长往往这时才引起注意。听力减退也是本病的特征之一，男孩同样重于女孩，伴有肾功能衰竭者均伴有耳聋。眼部异常可见先天性白内障、先天性眼球震颤、色素性视网膜炎、高度近视、斜视等。本病预后取决于有无肾功能衰竭及其严重程度。

中医预防及保健

患有遗传性肾炎应注意：避免感染、劳累及妊娠，还应禁用肾毒性药物以预防本病发生。

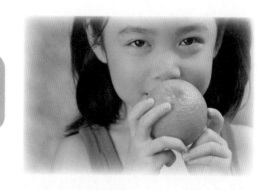

宝宝后天性泌尿系统疾病

【病例】宝宝梁XX，女孩，8岁。一个月来浮肿，一周来浮肿加重、尿少，两天来头痛、呕吐。

宝宝症状

宝宝于近一个月来时下肢出现浮肿，晨起眼睑轻度浮肿，尿量不减少，尿色无改变。近一周来浮肿明显加重，尿量减少，尿色深，但非血尿。两天来头痛，进食饮水后易吐，非喷射性。病后无发热。

医院检查

宝宝体温 36.2℃，呼吸 26 次 / 分钟，脉搏 105 次 / 分钟。血压偏高。宝宝营养发育差。神志清楚，精神萎靡，易烦躁。面色苍白，眼睑浮肿，唇色浅淡。口腔黏膜清洁，咽无充血。扁桃体不大。两肺呼吸音正常。心音尚可，律齐，无杂音。腹稍胀，但软而无压痛，无移动性浊音。肝、脾未及。四肢活动正常，双下肢可见凹性浮肿。皮肤无化脓性感染病灶。

观察治疗

观察：宝宝两岁半时首次发病，考虑为肾病变所致。根据检查，发现宝宝有蛋白尿、血尿、低蛋白尿、氮质血症、贫血、右侧胸腔少量积液，可肯定为肾病变存在，且有肾功能不全。胸腔积液考虑为高度浮肿所致漏出液。作肾穿活检，证实多数肾小球有局灶性硬化。

治疗：用泼尼松和环磷酰胺治疗，加用利血平。

查明病因

宝宝诊断为慢性肾炎，局灶性肾小球硬化型。宝宝从首次发病到这次，共计6年。最初为微小病变型，最后变为局灶性肾小球硬化改变。从原来无血尿及高血压，最后发展成为肾功能不全。据资料介绍，从微小病变型演变为其他非微小病变型极为少见。本病可能从病发即为局灶性肾小球硬化症。

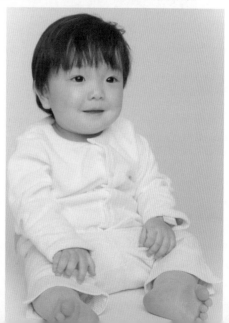

治疗慢性肾炎主要是控制复发，而不复发的关键是使人体达到免疫平衡。

慢性肾小球肾炎饮食的注意事项：

饮食要冷热适宜，最好选用微温和微凉的食品。

用富含维生素 A、维生素 B_2 及维生素 C 的食物。

选用生物价高的蛋白质，如蛋类、乳类、肉类等，以补充排泄损失。

根据肾功改变情况限制蛋白质，食盐和水分，少尿者还应限制高钾饮食。

水分不须限制，可饮用橘汁、西瓜汁、橙汁、果子水和菜汁等，以利尿消肿。

对有贫血的病例，应选用富含蛋白质和铁的食物，如动物肝、牛肉、蛋黄及绿叶蔬菜等。

为控制血压，应限制盐的摄入，根据病情给予少盐或无盐饮食，即使血压恢复正常也应以清淡饮食为宜。

肾功能减退而血肌酐增高时，应给予低蛋白饮食，这有利于残余肾功能的保留。要选用生物价高的蛋白质食物，并可适当调剂鱼、肉、鸡等动物蛋白，以增加患者的食欲。

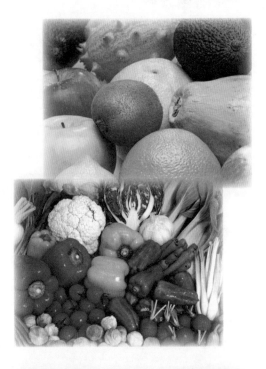

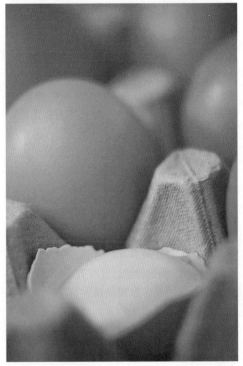

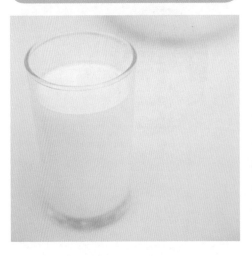

【病例】宝宝陈 XX，男孩，4 岁。一天来头痛、呕吐，两小时来抽搐。

宝宝症状

宝宝于今晨起头痛、呕吐。呕吐初为胃内容物，继而色发绿混有胆汁。有腹痛，无腹泻。病后精神不振，头晕眼花。未觉有发热。两小时前，宝宝突然抽搐，为全身性、四肢活动、双眼上吊、面色发紫，持续约 5 分钟。抽后神志不清。宝宝睡觉前曾吃苹果两个，家长不知是否清洗。

医院检查

宝宝体温 37.5℃，呼吸 30 次 / 分钟，脉搏 130 次 / 分钟。宝宝营养发育中等，神志不清，呈昏睡状，刺激有反应，面色苍白，唇色暗红，眼睑浮肿，口腔黏膜清洁，咽部无充血，扁桃体不大。两肺呼吸音粗糙。心音低钝，律齐，无杂音。腹稍胀，但软而无压痛，无移动性浊音。肝、脾未及。四肢被动活动不受限，双下肢无浮肿。皮肤未见出血点。

观察治疗

观察：宝宝属于急性发病。主要表现为头痛、呕吐，抽搐，未有发热，感染性疾病可能性不大。经过检查，发现宝宝心、肾有病变，头痛、呕吐可能与血压升高有关。多脏器受累，疑为中毒。宝宝所用的苹果经检验，发现带有灭鼠药。

治疗：先用镇静剂，静脉输液，并用大剂量维生素 C，用甘露醇降颅压。宝宝经过抢救，痊愈出院。

查明病因

宝宝诊断为毒鼠药中毒。该病并不少见，主要是误食了被污染的食品，如籼米、苹果、油条、炒玉米等。毒鼠药中毒时，应先催吐和洗胃。解毒药应根据具体情况进行使用，有维生素 K_1、乙酰胺、苯妥英钠、安定、鲁米那等。出血明显的宝宝，要及时进行小量输血，惊厥的宝宝则应止惊，烦躁的宝宝则应使其镇静等。

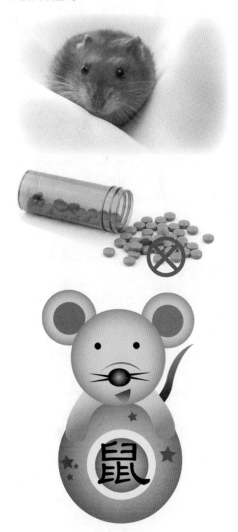

中医预防及保健

食物中毒一般具有潜伏期短、时间集中、突然爆发、来势凶猛的特点。因此，一旦发生食物中毒，千万不能惊慌失措，应冷静地分析发病的原因，针对引起中毒的食物以及服用的时间长短，及时采取应急措施。病情严重者应该马上抱送医院抢救治疗。

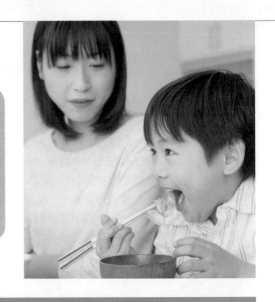

宝宝中枢神经系统及内分泌疾病

【病例】宝宝申 XX，男孩，4 岁。半年来恶心、呕吐、乏力，两个月来面色苍白，多饮、多尿，半个月来恶心、呕吐加重，一周来尿量少，头痛，浮肿。

宝宝症状

宝宝于近半年来食欲明显降低，且伴有恶心、呕吐、体力差，不爱动，行动时腿软。每 3 天左右排便一次。近两个月来出现多饮、多尿，进食量仍少。面色日益苍白，恶心、呕吐明显。吐物为胃内容物，出现眼睑和下肢浮肿。尿色无异常。宝宝头痛，部位不定，为阵发性，有时哭闹。

医院检查

宝宝体温 36.2℃，呼吸 28 次 / 分钟，脉搏 86 次 / 分钟。宝宝营养发育差，神志清楚，精神萎靡，面色苍白，眼睑浮肿，唇色浅淡，口腔黏膜清洁，咽无充血，扁桃体不大。两肺呼吸音正常。心音尚可，心律不齐，无杂音。腹稍胀，但软而无压痛，无移动性浊音。肝、脾未及。四肢尚可，双下肢可见凹性浮肿。关节无红肿。

观察治疗

观察：宝宝的症状在消化道，恶心、呕吐、便秘。然后在泌尿系出现疾病，多饮、多尿，后来发展为少尿、浮肿。宝宝消瘦、贫血，可能是进食少，营养不良所致。经检查，宝宝有低色素贫血，血钙增高，血磷低，尿钙和尿磷增高，血浆蛋白低，尿素氮增高。

治疗：因为宝宝有尿毒症存在，所以暂时采取保守治疗。

查明病因

宝宝诊断为甲状旁腺功能亢进。当甲状旁腺激素分泌过多时，将骨钙动员至血液，而使血钙增高，同时肾小管对磷的吸收减少，因此血磷低而尿磷多，尿的排钙量也增多，可发生结石或肾钙化，造成尿少、尿闭、尿毒症和高血压。

中医预防及保健

甲状旁腺功能亢进指甲状旁腺分泌过多甲状旁腺素，从而引起的钙磷代谢失常。简称甲旁亢。主要表现为骨骼改变、泌尿系统结石、高血钙和低血磷等。建议中西医结合治疗。

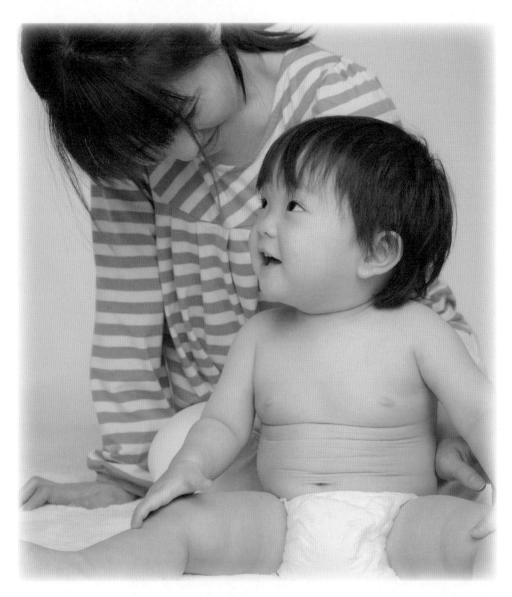

宝宝咯血早知道

15

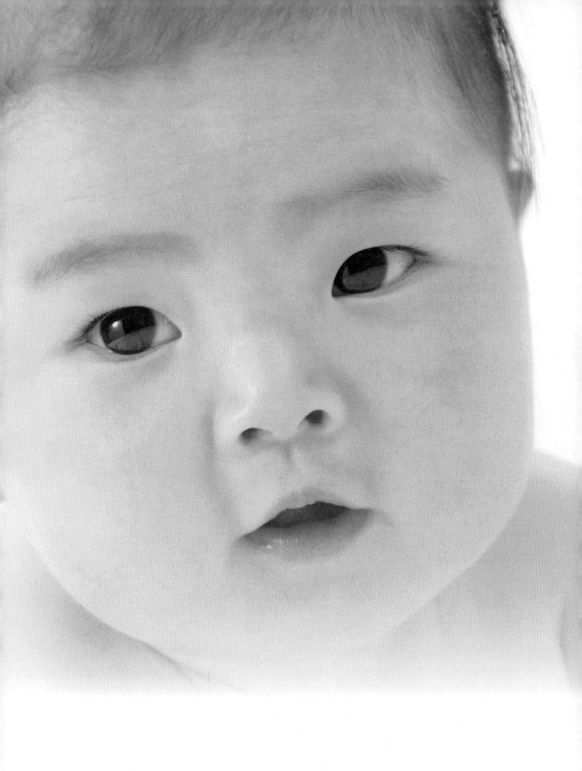

家长必备宝宝咯血常识

如何定义宝宝咯血

宝宝喉部以下呼吸道出血，经过口腔咯出，称为咯血。宝宝咯血时，血液为鲜红色，呈泡沫状。小量咯血时，家长仅仅可以在宝宝的痰液中看到，但仍不能予以忽视，特别是长期和反复出现咯血时，更加应该予以重视。宝宝大量咯血时，血液从口鼻涌出，此时宝宝可能会发生呼吸道阻塞，家长要注意进行疏通，以防宝宝窒息。

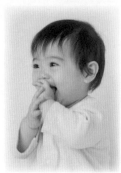
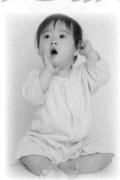

引发宝宝咯血的常见疾病

宝宝咯血的病因很多，可由多种疾病引起，其中以呼吸道疾病最为常见，可为感染性和非感染性。

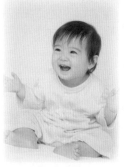
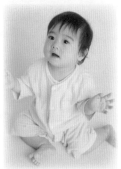

宝宝咯血病因				
呼吸系统疾病	急性传染病	循环系统疾病	血液系统疾病	其他系统疾病
支气管疾病，见于慢性支气管炎、支气管扩张、结石、肿瘤；肺部病变，见于肺结核，支原体肺炎，肺脓肿。	钩端螺旋体病、流行性出血热、百日咳、黑热病、疟疾、麻疹。	主要见于肺淤血、左心衰竭。如风湿性二尖瓣病、心肌病。	白血病、再生障碍性贫血、营养性贫血、溶血性贫血。	全身性红斑狼疮、结节性多动脉炎、全身性硬皮病、氧中毒。

引发宝宝咯血的常见因素

```
                    咯血
                  发生机理

血管壁        肺血管内      血管壁        血管壁        其他
通透性增高    压力增高      侵蚀或破裂    侵蚀或破裂    原因

肺部感染、   见于二尖瓣狭   气管、支气管或  血小板减少症，  肺部慢性感染，
中毒         窄、高血压心脏  肺部的急、慢性  无力症，血友病，  局部小动脉血管
或栓塞。     病、心力衰竭。  感染，肿瘤。    血管炎。        瘤，机械性损伤。
```

根据宝宝症状判断咯血病因

宝宝咯血并伴有发热，家长首先应考虑宝宝感染性疾病。短期急性高热，一般属于急性感染；长期高热，还可见于结缔组织病、恶性肿瘤等。宝宝长期低热，可考虑为慢性传染病，如结核病。

宝宝咯血伴咳嗽比较常见。由呼吸道疾病引起的宝宝咯血，咳嗽较重；由循环系统疾病引起的咯血，以憋喘为主；其他全身性或系统性疾病，宝宝咳嗽并不严重。

肺部急性病变，宝宝会出现呼吸困难；慢性经过的疾病，如肺结核、支气管扩张、慢性气管炎、血液病等，并不一定伴有呼吸困难。

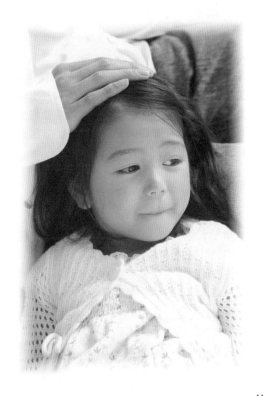

宝宝咯血的一般处理

当宝宝发生咯血时，家长不要惊慌，如果宝宝咯血量很小，则无须作任何特殊处理。如果宝宝咯血量较大时，家长可先让宝宝卧床休息，若条件允许，可注射止血剂。宝宝这时可能出现烦躁易怒，家长应立即采取镇静措施，防止出血加重。送入医院后可对宝宝进行输血治疗，以达到止血、补血的作用。如果宝宝出现呼吸困难，可作吸氧处理。

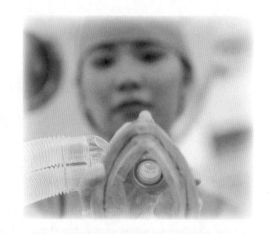

宝宝咯血典型病例解析

宝宝呼吸系统疾病

【病例】宝宝 XX，男孩，3 岁。一个月反复发热，持续咳嗽，5 天来高热、咳嗽伴血痰。

宝宝症状

宝宝于近一个月来反复发热，体温多在 38℃左右，同时伴有咳嗽。每次发热持续 4 天左右。一般无呼吸困难。近 5 天来又出现高热，咳嗽加重，并有呼吸困难，痰量增加且黏稠，有数次痰中带血，量不多。宝宝无结核病接触史。

医院检查

宝宝体温 39.2℃，呼吸 30 次 / 分钟，脉搏 132 次 / 分钟。宝宝营养发育中等。神志清楚，精神萎靡。面色苍白，眼睑浮肿。口腔黏膜清洁，咽充血。扁桃体不大。浅表淋巴结未及。右肺呼吸音减低，肺下部有湿性罗音。心音尚可，律齐，无杂音。腹稍胀，但软而无压痛，无移动性浊音。肝脾未及。四肢活动正常，皮肤未见出血点。

观察治疗

宝宝本次发病为一个月。发病初期咳嗽、发热，但无高热，病情不重。从体格检查来看，宝宝肺部有病变存在，主要在右肺。胸部 X 射线检查，右上肺有局限性肺气肿，右肺下叶有肺不张，并有肺脓肿存在。作纤维支气管镜检查，发现右侧支气管有小块花生米。

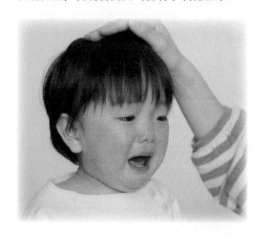

查明病因

宝宝诊断为右支气管异物，并发肺气肿及肺不张、肺脓肿。本病原发病为右侧支气管异物。由于异物存在，刺激支气管黏膜，使之充血肿胀，引起局部炎症，进而发生肺炎及肺脓肿。

中医预防及保健

本病例提醒家长，不要随意喂婴幼儿食用颗粒状食物。谨慎让3岁以下的小孩接触到花生瓜子和其他小颗粒性物品。教育和提醒孩子，不要将硬币、纽扣、小玩具等物含在口中玩耍。虽然果冻引起气管异物的发生率不高，但一旦发生往往后果严重，所以在给孩子食用时要特别小心。在吃东西时，家长切莫训斥、打骂孩子。不要让孩子躺在床上吃东西，或含着食物睡觉。

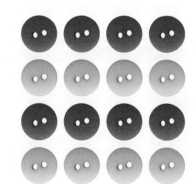

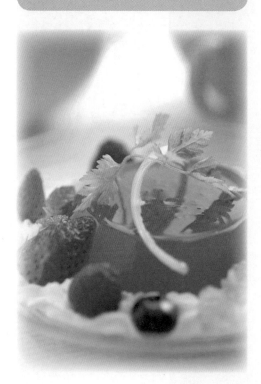

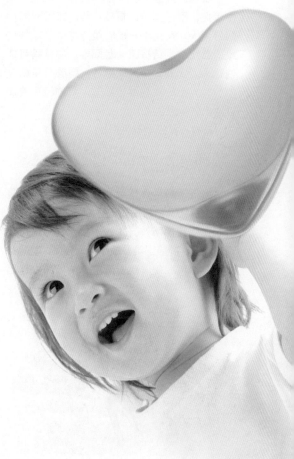

宝宝全身性感染性疾病

【病例】宝宝杨 XX，女孩，一岁半。持续发热 10 天，伴咳嗽，痰中带血。

宝宝症状

宝宝于近 10 天来持续发热，体温在 39℃左右。不伴寒战，病后即有咳嗽。开始为干咳，后有痰。曾有两次痰中带血。呼吸急促。病后精神不振，时而烦躁。宝宝出生后因有黄疸，未接种过卡介苗。近期无传染病接触史。

观察治疗

观察：宝宝持续高热已 10 天，咳重，痰中带血，呼吸困难。根据化验，宝宝双肺门阴影增大，可见于一般呼吸道感染及结核感染，血沉快，结核菌试验阳性，结核病可能性很大。作胸部 X 射线摄片，两肺可见密度均匀、大小一致的粟粒结节，双肺门见浸润性淋巴结肿大。

治疗：诊断明确，用抗结核治疗。

查明病因

宝宝诊断为急性粟粒型肺结核。该病是由于大量结核杆菌同时或短期进入血液循环，引起血行播散所致。本病多数起病急，可表现为咳嗽、呼吸困难，或高热、头痛、呕吐、腹泻等。可取痰液或胃液检查结核菌以作出确诊。

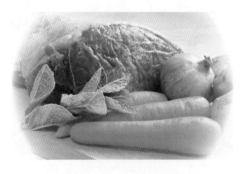

医院检查

宝宝体温 39.2℃，呼吸 34 次 / 分钟，脉搏 130 次 / 分钟。宝宝营养发育差。神志清楚，精神萎靡。面色苍白，眼睑浮肿。口周稍青。口腔黏膜清洁，咽充血。扁桃体不大。浅表淋巴可及，黄豆大小，无粘连。两肺呼吸音偏低。心音低钝，律齐，无杂音。腹稍胀，但软而无压痛，无移动性浊音。肝在右肋下 2cm，脾在左肋下 2cm。四肢活动正常。皮肤未见皮疹及出血点。

中医预防及保健

肺结核患者的饮食注意事项：多摄入含优质蛋白质高的食物。多食含钙丰富的食物。适当增加维生素的摄入。经常食用富铁食品。注意饮食调配。

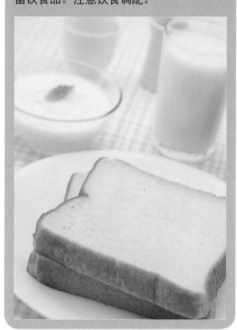

宝宝心血管疾病

> 【病例】宝宝张 XX，男孩，6 个月。3 天来发热、咳嗽，伴咯血。

宝宝症状

宝宝于近 3 天持续发热，体温波动在 38℃左右。同时有流涕、咳嗽，继而出现呼吸困难，并见泡沫血痰，为鲜血，量不多。病后拒食、呕吐、烦躁不安。

医院检查

宝宝体温 38.9℃，呼吸 32 次 / 分钟，脉搏 180 次 / 分钟。宝宝营养发育中等。神志清楚，精神萎靡。面色苍白，呼吸急促，眼睑浮肿。口周稍青。口腔黏膜清洁，咽充血。扁桃体不大。两肺闻湿啰音。心音低钝，律齐，心率 130 次 / 分钟，无杂音。腹稍胀，但软而无压痛，无移动性浊音。肝在右肋下 3cm，脾未及。四肢活动尚可，下肢轻度浮肿，肢端发凉。

观察治疗

观察：宝宝急性发病，发热、咳嗽，肺部有干、湿啰音。心率快速。胸部 X 射线检查，两肺纹理粗多，两下肺野模糊。心脏轻度肿大，呈普大型，心搏动快速、减弱。

治疗：用抗生素控制感染，应用洋地黄快速之际毒毛旋花子甙 K。同时镇静、吸氧。经治疗 8 小时后心率减慢，情况好转。

查明病因

宝宝诊断为阵发性室上性心动过速，并发心力衰竭Ⅲ度，预激症候群，上呼吸道感染。本病主要病因为阵发性室上性心动过速，其特点是突然发作，突然消失，同时可伴有发热。有心功能不全者，首选药物为洋地黄制剂。最后的诊断可通过心电图检查。

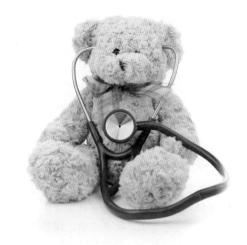

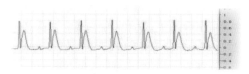

中医预防及保健

阵发性室上性心动过速是一种阵发性快速而规则的异位心律。其特点是突然发作，突然停止。发作时，病人感觉心跳得非常快，好像要跳出来似的，很难受。预防诱发因素是关键，常见诱因：暴饮暴食，消化不良，感冒发烧，摄入盐过多，血钾、血镁低等。可结合以往发病的实际情况，总结经验，避免可能的诱因，比单纯用药更简便、安全、有效。

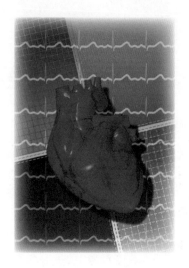

宝宝血液系统疾病

【病例】 宝宝程 XX，女孩，4 岁。3 周来衄及牙龈出血，3 天来发热、咳嗽，一天来咯血。

宝宝症状

宝宝于近 20 天来鼻出血，同时牙龈渗血。全身乏力，面色日益苍白。近 3 天来持续发热，体温在 38℃左右。同时咳嗽、呼吸急促。一天来痰中见血，为鲜血，量不多。病后无呕吐、腹泻。宝宝既往健康状况良好。

医院检查

宝宝体温 38.5℃，呼吸 30 次／分钟，脉搏 128 次／分钟。宝宝营养发育中等。神志清楚，精神萎靡。面色苍白，眼睑浮肿。呼吸急促。口周稍青。口腔黏膜清洁，咽充血。扁桃体不大。浅表淋巴结未及。两肺呼吸音粗糙。心音低钝，律齐，心率 130 次／分，无杂音。腹稍胀，但软而无压痛，无移动性浊音。肝脾未及。四肢活动正常，关节无肿胀，下肢无浮肿。小腿前侧可见大小不等紫斑。

观察治疗

观察：宝宝发病初期无发热，以出血为主，见于皮肤和黏膜。出血量不多，但皮肤苍白，可能与进食少有关。近 3 天来发热咳嗽，为下呼吸道感染。

治疗：先用抗生素控制肺部感染。作骨髓象检查，发现红、粒、巨细胞系统均受累，生长低下；淋巴细胞相对增加。用止血敏、安络血止血，肾上腺皮质激素治疗，用青霉素和氨苄西林控制肺部感染，输入新鲜血液 100ml。住院半月，宝宝的情况好转，肺部炎症消退。

查明病因

宝宝诊断为再生障碍性贫血，支气管肺炎。该病一般认为与骨髓干细胞受损及骨髓微环境缺陷有关。主要表现为进行性贫血、自发性皮肤黏膜及内脏出血、反复感染。可分为急性型和慢性型，两者的主要区别在于骨髓增生不良的范围。本病目前并无理想的药物治疗。慢性型可试用脾切除，主要适用于宝宝内科保守治疗半年无效者。同时要求宝宝骨髓增生程度尚可，网织红细胞稍多，肝、脾可触及。近年来，该病有采取骨髓移植，有一定的效果。

中医预防及保健

再生障碍性贫血患者要预防感染，日常生活中要注意增减衣服，避免受凉。预防出血，根据病情适当活动，活动时防止滑倒或外伤，以免伤后出血。在生活照顾方面，饮食上要避免辛辣、刺激、过冷、过硬食物。用药注意，严格遵医嘱服药，不能自行调整或减量。定期复查血常规及肝、肾功能。中医辨证再障属中医"虚劳""亡血""血虚""血枯""髓枯"等范畴，与肝、脾、肾的功能有密切关系。肝肾同源，肾又主骨生髓，通于脑，肝藏血，主疏泄，脾统血，主运化。故任何一个脏器出现问题，均能连及其他各脏，而且对骨髓造血系统也有影响。

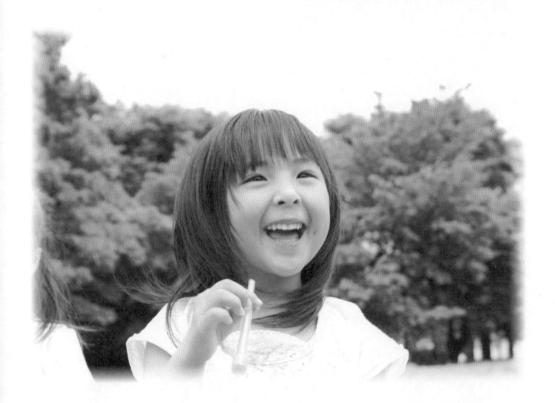

宝宝呕血、便血早知道

16

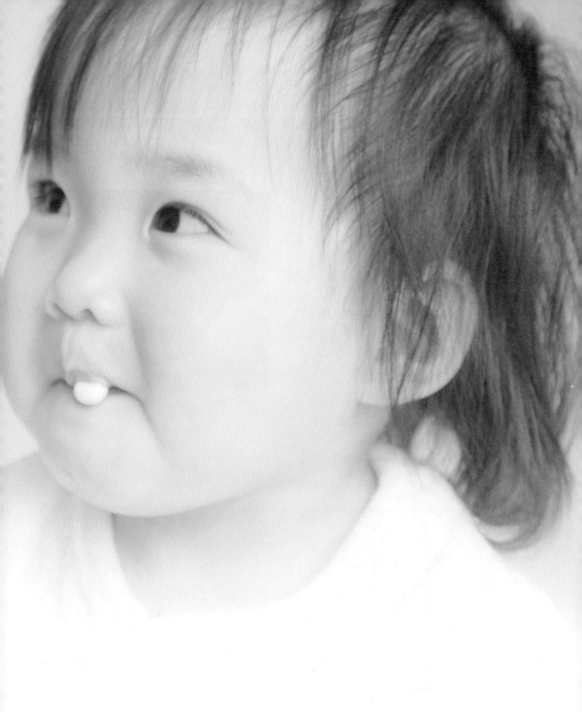

家长必备宝宝呕血、便血常识

如何定义宝宝呕血、便血

呕血和便血都是宝宝消化道出血的特殊症状。当宝宝出现呕血时，必然伴有便血。一般来讲，家长通过宝宝粪便的颜色，即可判断出宝宝消化道出血的部位：黑粪为上消化道出血；暗红色或果酱样粪便为中消化道出血；鲜血则为下消化道出血。宝宝呕血主要集中在上消化道，以胃出血为主。宝宝在出现呕血前，一般会有上腹部不适或恶心，有眩晕感，家长所见为暗红色或棕色血，无泡沫，在血中常混有食物或胃液。

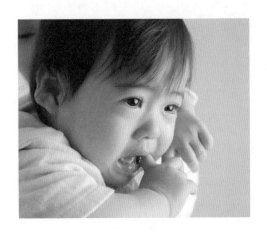

引发宝宝呕血、便血的常见疾病

引起宝宝呕血、便血的原因有很多，主要以消化道病变为主，另外各种全身性疾病也可引起宝宝呕血和便血，家长应注意观察，及时作出准确的判断和治疗。

消化道非感染性疾病	上消化道疾病	食管炎症及糜烂、剧烈咳嗽所致纵行撕裂，胃溃疡，膈疝，胃黏膜脱垂，胃损伤，十二指肠溃疡等。
	肠道疾病	肠套叠，肠道憩室，消化道重复症，直肠及结肠息肉，家族性多发生息肉，肛裂等。一般而言，以便血为主，发生呕血者少见。
消化道感染性疾病		常见者有急性胃炎伴剧烈性呕吐时，出血性、坏死性小肠炎，侵袭性大肠杆菌肠炎，金黄色葡萄球菌肠炎，急性细菌性痢疾，急性阿米巴痢疾，鼠伤寒杆菌肠炎，局限性回肠炎等。可见血便或脓血便。
全身性非感染性疾病		非感染性疾病引起的肝硬变，如先天性胆道闭锁，代谢性疾病，肝豆状核变性、肝糖原累积症、心源性肝硬变、脾功能亢进等。血液病如血小板减少性紫癜、新生儿出血症、凝血因子缺乏症、白血病、再生障碍性贫血、过敏性紫癜腹型、遗传性毛细血管扩张症，维生素C缺乏症，严重的营养性贫血，肠系膜动脉血栓形成，肠系膜静脉血栓形成，尿毒症，弥漫性血管内凝血等。

全身性 感染性疾病	伤寒病并发肠出血,各种急性感染引起的毛细血管中毒症所致胃出血,全身性金黄色葡萄球菌感染伴金葡菌肠炎,鼠伤寒杆菌败血症伴急性肠炎,全身性播散性结核伴肠结核,回归热,斑疹伤寒,鼠疫,血吸虫病,钩虫病,重症感染并发血小板减少症等。

根据宝宝症状判断呕血、便血病因

感染性疾病	急性细菌性痢疾、阿米巴痢疾、急性血吸虫病、斑疹伤寒、肠伤寒、回归热、流行性出血热、金黄色葡萄球菌败血症及其肠炎、鼠伤寒杆菌败血症及其肠炎、钩虫病等。
非感染性疾病	变态反应性疾病、过敏性紫癜,出血性坏死性小肠炎。
继发感染	有些出血性疾病常在继发感染的情况下发生出血,或使出血加重,如回肠远端憩室多在发生憩室炎的情况下发生出血,消化性溃疡也可在感染的情况下出血。
大量出血	可见低热或中度发热。

腹痛

溃疡病	较长时间的上腹部隐痛。
肠套叠	阵发性腹痛,但既往无腹痛史。

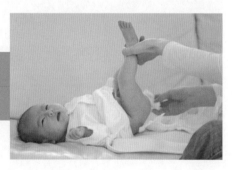

腹泻

肠道病变	包括感染性及非感染性疾病,如急性细菌性痢疾、阿米巴痢疾、其他细菌引起的肠炎、出血性坏死性小肠炎、肠套叠、麦克尔憩室、伤寒并发出血等。
全身性感染	本身有肠炎,常伴腹泻。
	凝血因子异常,可不伴腹泻。

血液病	多不伴腹泻。
过敏性紫癜	先有腹泻，也可开始即出现血便。

其他部位出血

胃肠道病变	单纯见于消化道出血，而无其他部位，特别是皮肤、黏膜出血，主要见于消化道疾病。
全身其他系统疾病	血液病或其他疾病所引起的出血，或系血小板量和质的异常，或系凝血因子缺乏、或系血管病变所致，常伴有其他部位出血。

其他表现

消化性溃疡	腹痛，饭前或饭后可有嗳气、吐酸水
胃扭转及肠扭转	常见呕吐，胃扭转呕吐多在进食后
肠套叠	剧烈腹痛，婴儿常表现为阵发性哭闹
腹胀	是出血性坏死性小肠炎的重要症状之一
肠结核	消瘦、食欲减退、多汗、低热
肛裂	排便时及排便后不同程度的疼痛
流行性出血热	除发热"三痛""三红"等表现外，尚见咯血、尿血
斑疹伤寒	出血性斑丘疹
钩端螺旋体病	伴黄疸、呼吸道症状、神经系统表现、少尿或无尿
回归热	头痛、肌痛、关节痛等
钩虫病	全身乏力、面色苍白、食欲减退
遗传性出血性毛细血管扩张症	以鼻出血为最常见，尚可见咳血、尿血等
急性细菌性痢疾	多为脓血便
金黄色葡萄球菌肠炎	典型的粪便为深蓝色海水样，也可见脓血便
鼠伤寒杆菌肠炎	粪便呈多样性，脓便、脓血便、血便等

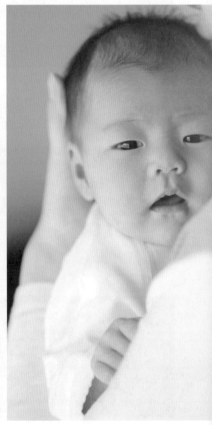

宝宝呕血、便血典型病例解析

宝宝消化系统非感染性疾病

【病例1】 宝宝刘××，女孩，10岁，3天来腹泻、腹痛、伴便血。

宝宝症状

宝宝于近3天来出现腹痛、腹泻。腹痛多位于左下腹部。腹泻为每天5～6次，为稀黏便，未见脓液，但时带鲜血，量多少不定。有里急后重。病后未觉有发热。宝宝既往是否有过类似情况不详。家族成员中无类似便血者。

医院检查

宝宝体温36.8℃，呼吸24次/分钟，脉搏110次/分钟。宝宝营养发育中等。神志清楚，精神尚可。面色稍苍白，唇色尚可。口腔黏膜清洁，咽无充血，扁桃体不大。颈淋巴结未及。两肺呼吸音正常。心音尚可，心律齐，未闻杂音。腹软不胀，脐周及左下腹有轻度压痛。肝、脾未及。全腹未及肿块。四肢未见异常。皮肤无出血及毛细血管扩张。

观察治疗

宝宝腹泻、腹痛，继而便血，为鲜血，有里急后重，但无发热及脓便。病变部位在结肠附近，估计与邻近直肠有关。尿常规检查未见异常。粪便检查，红细胞满视野，未见白细胞。粪便培养阴性，从粪便性状而言，不支持急性痢疾。直肠指检，未触及肿块。乙状结肠镜检查，可见多个息肉。取出部分作组织病理切片检查，未见癌变。为排除外上段结肠息肉存在，作钡灌肠检查，发现降结肠上端也见多个息肉。决定剖腹检查。术中发现大部分结肠有多量息肉，切除病变部位作肠吻合术。

查明病因

宝宝诊断为多发性息肉病，本病例经剖腹检查最后得到确诊。宝宝虽无明确的家族史，但从病变情况看，仍应考虑为家族性多发性息肉病。本病易发展为结肠癌，故称其为结肠癌的前驱病。由于病变广泛，90%直肠也可受累，除排血量较大外，常伴腹痛腹泻，可有里急后重的表现。一旦确定为本病，应立即采取手术治疗，可防止发生癌变。

中医预防及保健

本病例提醒家长，如发现宝宝有较严重的不适表现，应及时到医院检查治疗，做到早发现、早治疗。

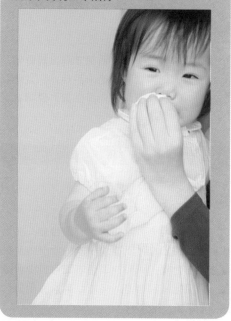

【病例2】 宝宝蒋 XX，女孩，1 个月。3 天来频繁呕吐，伴咖啡样物。

宝宝症状

宝宝为足月顺产，出生后一般情况尚可。母乳喂养。自出生后第 3 周起出现呕吐，呈喷射样。呕吐次数不定，1～3 次 / 天。吐物为胃内容物、凝乳块及清液，未见过胆汁。宝宝食欲尚可，粪便量少。宝宝日益消瘦，时而哭闹不安。近 3 天来呕吐频繁，呕吐内容同前，但混有咖啡样物。

医院检查

宝宝体温 35.8℃，呼吸 34 次 / 分钟，脉搏 138 次 / 分钟。宝宝营养发育差，消瘦。神志清楚，精神萎靡。双眼下陷，面色苍白，皮肤干燥，口唇色淡发干。口腔黏膜清洁，咽部无充血。两肺呼吸音正常。心音尚可，心律齐，未闻杂音。上腹部饱满，可见自左向右的胃蠕动波。全腹无压痛及肌紧张。肝、脾未及。于右肋缘下可触及橄榄样肿块，中等硬度，可移动。四肢肌力正常。皮肤未见出血点。

观察治疗

观察：宝宝于出生后第 3 周出现呕吐，呕吐物为胃内容物，始终未见胆汁，说明病变在胃，而非肠道。查外周血象，说明有轻度贫血、轻度代谢性碱中毒。尿常规检查未见异常。粪便潜血试验阴性。X 射线胃部钡餐检查：幽门管延长变窄，呈浅弧线状，胃窦部幽门前区呈鸟啄状，十二指肠球底及幽门窦部可见弧形压迹，胃中度扩张，胃蠕动增强，钡剂排空延缓。

治疗：应采取手术治疗。

查明病因

宝宝诊断为先天性肥大性幽门狭窄。本病系幽门环形肌肥厚，致使幽门腔狭窄而造成不完全梗阻。该病为宝宝的常见病，男孩较女孩多见。主要表现为呕吐，呕吐物为胃内容物而无胆汁，右上腹可触及肿块，症状多在宝宝出生后 2～3 周出现，但也有的宝宝出生后即开始出现反应。由于呕吐多，进入十二指肠的食物少，故而粪质少，日久则营养不良。宝宝食欲良好，常处于饥饿状态。

中医预防及保健

本病例提醒家长，如发现宝宝有较严重的不适表现，应及时到医院检查治疗，做到早发现、早治疗。

【病例3】 宝宝张 xx，男孩，8 岁。间断便血两月有余。

宝宝症状

宝宝近两个多月来出现粪便带血，多为成形便，每日或隔日排便一次，排便时及排便后局部疼痛。同时在粪便表面可见少量鲜血，未见黏液和脓液。多吃蔬菜，服用清内热的中成药，见效不大。

医院检查

宝宝体温 36.8℃，呼吸 26 次 / 分钟，脉搏 96 次 / 分钟。宝宝营养发育中等。神志清楚，精神良好，面色正常，睑结膜和唇色不淡。浅表淋巴结未及。两肺呼吸音正常。心音有力，心律齐，未闻杂音。腹软不胀，全腹无压痛，肝、脾未及，未及肿块。四肢活动正常。肛门指检未及肿块，牵开肛门皮肤，于肛管后方正中线处可见溃疡，其下端皮肤略隆起。

观察治疗

观察：宝宝为下消化道出血，因为鲜血，且量少，多在排便后，位于粪便表面。因考虑直肠息肉或肛裂，一般直肠息肉在排便时及排便后不伴疼痛，应考虑为肛裂。经肛口检查即可证实。

治疗：为减轻排便疼痛，减少对溃疡的刺激、促进创面愈合，保持大便通畅，避免粪便干燥。用10％硝酸银涂灼裂部位，然后用生理盐水冲洗，可止痛及促进肛裂愈合。如上述处理无效，考虑采取手术处理。

查明病因

宝宝诊断为肛裂。肛裂为肛管齿线以下深及全层的皮肤裂隙，多位于肛管后方正中线处。肛裂属于慢性溃疡。因原有炎症存在，排便时遭受损伤而发生较深的撕裂，伤处常因继发感染而形成溃疡创面，感染使肛门括约肌痉挛、引流不畅和粪便的擦拭，使创面不易愈合而成慢性。

中医预防及保健

小儿肛裂一般是由长期便秘引起的，其症状以疼痛、便血为主，给患儿排便带来极大痛苦。长期肛裂会造成小儿因恐惧排便而不敢进食，导致营养不良，影响其生长发育。如发展为陈旧性肛裂，还需要进行手术治疗。所以，对于小儿肛裂，一旦发现，应及早治疗。小儿肛裂宜多食清淡的食物，宜多饮水。宜多食新鲜水果，宜多食含纤维素丰富的食物。忌吃虾、蟹等海鲜发物，煎炒炙烤、炒货均忌食。禁吃一切辛辣刺激性食物等。

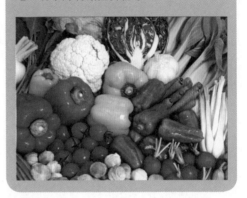

宝宝消化系统感染性疾病

【病例1】 宝宝孔XX，女孩，4岁。一个月来间断腹泻，有时粪便有黏液，带血。

宝宝症状

宝宝于近一个月来时有腹泻，每天大便次数不规则，粪便性质多为糊状便，有时有黏液，有时带血。血色有时为鲜红，有时为暗红色。无里急后重表现。腹痛，部位不定。病后未觉有发热，无呕吐，一般精神、食欲尚可。曾作粪便培养，未见细菌生长。宝宝病前无不洁饮食史。家庭成员中无腹泻者。

医院检查

宝宝体温 36.5℃，呼吸 24 次 / 分钟，脉搏 124 次 / 分钟。宝宝营养发育中等，神志清楚，精神稍差，面色稍苍黄。口腔黏膜清洁，咽无充血，扁桃体不大。两肺呼吸音正常，心音尚可，心律齐，未闻杂音。腹软不胀，肝、脾未及。全腹无压痛。未及肿块。四肢活动良好。皮肤未见出血点及皮疹。

观察治疗

观察：宝宝生病已一个月，主要表现为腹泻，间断出现黏液血便。从血液颜色看，可能在中下消化道。无里急后重，无急性发病史，基本上可排除细菌性痢疾。尿常规检查未见异常。粪便常规检查，红细胞满视野，少许白细胞。粪便培养阴性。为除外阿米巴痢疾，作粪便涂片镜检，第 2 次发现阿米巴滋养体。

治疗：诊断明确，进行抗阿米巴治疗。

查明病因

宝宝诊断为阿米巴痢疾，该病是由溶组织内阿米巴原虫引起。该原虫在人体内最易侵犯的部位为肠黏膜，引起溃疡，即为阿米巴痢疾。肠道外则易侵犯肝脏，引起阿米巴肝脓肝，主要表现为腹泻和便血。常见腹泻与便秘交替出现，异常粪便和正常粪便间歇出现。典型的粪便为糊状，有黏液，带有少量鲜红色或暗红色血液。确诊本病，应从粪便中找到滋养体或包囊，必须取新鲜标本。必要时用直肠镜观察黏膜溃疡，并采取标本作镜检。

中医预防及保健

阿米巴痢疾易转变为慢性传染病，所以家长应该提前了解。中医认为本病常因饮食不节或进食不洁之物，脾胃受伤，则湿热或寒湿之邪乘虚侵袭胃肠，以致气血阻滞，化为脓血，而为痢疾。如迁延不愈，正气耗伤，甚至下元亏虚，脾肾虚寒。本病的预防基本上与菌痢相同。彻底治疗病人和带虫者。大力消灭苍蝇和蟑螂。讲究饮水和饮食卫生，加强粪便管理，防止粪便污染食物和水。

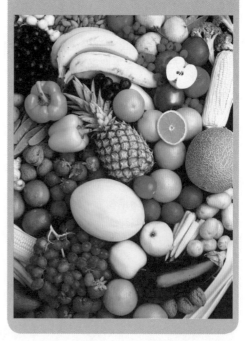

【病例 2】宝宝姜 XX，女孩，5 岁。发热、腹泻 5 天，伴有稀黏便、脓血便、血便。

宝宝症状

宝宝于近 5 天来发热，最高体温高达 40℃。当高热时伴有头痛、四肢关节痛，但关节无红肿。主要表现为腹泻，每日大便少则 3～5 次，多至十余次。粪便性质多变，或为水样便，或为黏液便，或为脓血便、甚至血便。同时伴腹痛，有时里急后重。宝宝于病前无不洁饮食史。家庭成员中无类似病者。

医院检查

宝宝体温 39℃，呼吸 32 次／分钟，脉搏 134 次／分钟。宝宝营养发育中等。神志清楚，精神不振，急性病容。面色稍苍白，双眼无明显凹陷。口腔黏膜清洁，咽无充血。两肺呼吸音正常。心音尚可，心律齐，未闻杂音。腹稍胀，全腹尚软，脐周有压痛，无肌紧张。四肢关节无肿胀，活动不受限。

观察治疗

观察：从宝宝的发病过程来看，首先应考虑为急性痢疾。应进一步作粪便方面的检查，特别是粪便培养。尿常规检查未见异常。粪便常规检查，满视野红细胞及白细胞。第 1 次粪便培养检查，未见细菌生长。

治疗：入院后用克痢迈仙治疗，体温有所下降，但大便性质仍无好转，再次作粪便培养，仍未见细菌生长。最后经厌氧培养检查，见空肠弯曲菌生长。用红霉素及庆大霉素治疗，3 天后大便次数减至每天 3～4 次，性质有好转，血便及脓血便消失。最后治愈出院。

查明病因

宝宝诊断为空肠弯曲杆菌肠炎。该病近年来常有发现，主要表现腹痛、腹泻、恶心、呕吐，部分可见里急后重。粪便外观可为稀便、黏液便、黏液血便、脓血便，与细菌性痢疾极为相似。本病的潜伏期平均为 3～5 天，病起即伴发热，高热时的体温可超过 39℃。同时有头痛、肌痛、关节痛等消化道外的全身症状。本病可用红霉素和氨基糖甙类抗生素治疗，效果尚可。

中医预防及保健

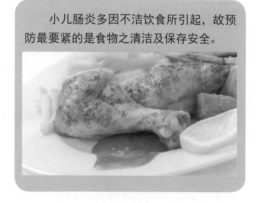

小儿肠炎多因不洁饮食所引起，故预防最要紧的是食物之清洁及保存安全。

宝宝全身性感染性疾病

【病例 1】宝宝杨 XX，女孩，3 岁。半个月来腹痛、腹泻，近两天来加重伴便血。

宝宝症状

宝宝近半个多月来腹痛，位置不定，以脐周为主。同时腹泻，每天 5～7 次不等，为稀黏便，无里急后重。病后未觉有热，食欲不振，易恶心、呕吐。近两天来腹痛及腹泻加重，近一天来粪便中可见暗红色血液。病前无不洁饮食史，无暴饮暴食史。家庭成员中无腹泻患者。

医院检查

宝宝体温 36.5℃，呼吸 26 次 / 分钟，脉搏 132 次 / 分钟。宝宝营养发育差。神志清楚，精神不振，有痛苦表情。面色稍苍白。口腔黏膜清洁，咽部无充血，扁桃体不大。浅表淋巴结未及。颈无抵抗。两肺呼吸音正常。心音尚可，心律齐，未闻杂音。腹胀满，尤以上腹为明显。全腹有轻度压痛，但无肌紧张。肝、脾未及。四肢活动正常，关节无红肿。皮肤未见出血点。

观察治疗

观察：宝宝发病缓慢，主要症状为腹痛、腹泻、恶心、呕吐，以消化道症状为主。近日来病情加重，粪便有血。尿常规检查未见异常。粪便常规检查未见虫卵。粪便培养为阴性。宝宝来自浙江，在当地经常吃菱角及荸荠，检查是否有当地寄生虫病。再次检查，发现有姜片虫卵。

查明病因

宝宝诊断为姜片虫病。该病由布氏姜片虫引起，成虫为寄居于人体最大的吸虫，主要寄生于十二指肠，也可见于胃、空肠及大肠。主要为通过生吃带有尾蚴的菱角、荸荠、茭白等植物而感染。感染症状轻重不等，轻者仅有轻度腹痛及腹泻，重症腹泻重，可伴消化道出血。病程较长者，因营养缺乏而消瘦、贫血、全身浮肿、肝脾增大，多种维生素缺乏。在粪便中找到虫卵即可确诊。

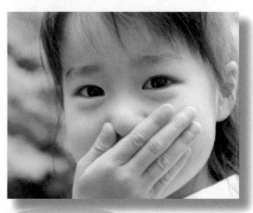

中医预防及保健

寄生虫病是小儿时期最常见的多发病对小儿危害大，重者可致生长发育障碍。注意个人卫生，勤剪指甲，坚持饭前便后洗手。

【病例2】宝宝冯XX，男孩，3岁。一个月来腹痛、腹胀，近两天来便血。

宝宝症状

宝宝于近一个多月来腹痛、腹胀。腹痛位置不定，以右下腹为明显，腹胀在进食后更明显。病后食欲减退。大便有时每日 2～3 次，有时 2～3 天一次。粪便时稀时干。近两天出现腹泻，粪便中可见暗红色血便。

医院检查

宝宝体温 36.3℃，呼吸 27 次 / 分钟，脉搏 130 次 / 分钟。宝宝营养发育较差。神志清楚，精神不振。面色苍白。睑结膜及口唇色淡。巩膜无黄染。口腔黏膜清洁，咽部无充血。颈淋巴结可及黄豆至蚕豆大小，无压痛及粘连。两肺呼吸音正常，心音尚可，心律齐，心尖部可闻杂音。腹胀满、软。肝、脾未及。右下腹有轻度压痛。未及其他肿块。四肢活动正常，下肢轻度浮肿。皮肤未见出血点。

观察治疗

观察：宝宝病情发展缓慢，以消化道症状为主。宝宝呈慢性、消耗性面容。尿常规检查未见异常。肝功能检查，胆红素正常。粪便常规检查，有少许白细胞，并发现鞭虫卵。

治疗：应用甲苯咪唑治疗。连服3天，排出虫体后，一般情况逐步改善。腹痛消失，大便正常，贫血有好转。

查明病因

宝宝诊断为鞭虫病。该病由鞭虫引起，幼虫在体内不发生移行，成虫寄生于盲肠及阑尾部，或结肠、直肠和回肠。虫体前部钻入肠黏肠，有时可深入黏膜下层、肌层、甚至穿入腹腔，可使肠道发生炎症反应，出现消化道紊乱的表现。当涉及血管时，可见便血。轻者可无明显症状，感染虫数多时可见消化道症状，如腹痛、腹胀、消化不良等。因病变部位多在盲肠及阑尾部，故易误诊为慢性阑尾炎。病程久长者，可发生低蛋白血症、浮肿、严重贫血。粪便中可检到虫卵或成虫，直肠乙状结肠镜检查可检得成虫。

中医预防及保健

寄生虫病是小儿时期最常见的多发病，对小儿危害大，重者可致生长发育障碍。注意个人卫生，勤剪指甲，坚持饭前便后洗手。

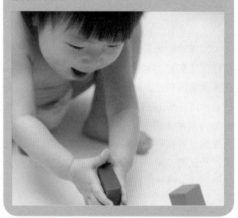

宝宝全身性非感染性疾病

【病例1】 宝宝刘XX，男孩，3岁。天来持续高热不退，体温最高达39.8℃。

宝宝症状

宝宝于3天来持续高热不退，体温最高达39.8℃。有时伴恶寒，无汗。病初有轻微流涕、咳嗽、腹痛、腹泻严重。腹痛位置不定，为阵发性。腹泻每日5～7次，为消化不良稀黏便，病起无脓血、常有恶心、偶有呕吐。病后精神不振，时有头痛、头晕。近一天来病情加重，鼻黏膜出血，皮肤出现出血点及紫斑，以下肢及臀部为多见，粪便也有暗红色血便，嗜睡。宝宝平素健康情况尚可，未接种过流脑菌苗。

医院检查

宝宝体温39℃，呼吸34次/分钟，脉搏132次/分钟。宝宝营养发育中等，血压偏低。急重症面容，面色苍白发灰，口唇发绀。精神极度萎靡，呼吸急促。巩膜未见黄染。口腔黏膜可见散在的出血点，咽部充血，扁桃体轻度肿大、充血。浅表淋巴结未及。两肺呼吸音粗糙，心音低钝，心律齐，未闻杂音。腹软不胀，肝、脾未及。脐周有轻度压痛，无肌紧张，未及肿块。四肢活动正常，肢端发凉。皮肤未见化脓性病灶，双下肢及臀部可见融合成片的紫红色斑。

观察治疗

观察：宝宝急性发病，病情危重。综合宝宝症状，首先应考虑为急性感染，流行性脑脊髓膜炎。

治疗：应用大剂量青霉素和氢化可的松静脉滴点，同时进行抗休克处理。查外周血象：出血时间正常，凝血时间延长，凝血酶原减少。尿常规检查未见异常。粪便常规检查，红细胞满视野。瘀斑涂片染色未发现流脑双球菌。因病情危重，未作脑脊髓液检查。

查明病因

宝宝诊断为暴发型紫癜。该病也称坏死性或坏疽性紫癜，系症状性非血小板减少性紫癜。在发病前常有感染前驱病，在细菌性感染中常见者为猩红热，在病毒性感染中为麻疹、风疹、水痘、病毒上感等，一般在前驱病后 3～30 天发病。可有呼吸道及胃肠道表现，皮肤、黏膜、消化道、泌尿道出血，可见出血性休克，晚期出现中枢神经系统症状。

中医预防及保健

预防该病的发生主要是：预防呼吸道感染；饮食有节；尽可能找出过敏原；急性期和出血多时应限制患者活动。饮食方面：该病以热血为主饮，饮食要清淡，主食以大米，面食玉米面为主；多吃瓜果蔬菜，忌食肥甘厚味、辛辣之品，以防胃肠积热；对曾产生过敏而发病的食物，如鱼、虾、海味等绝对禁忌；气虚者应补气养阴止血。血瘀者可用活血化瘀之品。

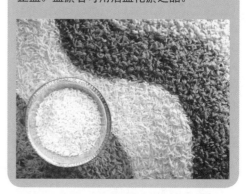

【病例2】 宝宝钱 XX，男孩，6 岁。4 天来发热、腹痛、呕吐、腹泻，一天来皮肤发黄、便血、尿少。

宝宝症状

宝宝于近 4 天来持续发热，体温为 38℃～39℃，腹痛，为全腹性。同时伴呕吐和腹泻，呕吐每天 2～3 次，与进食无关，吐物为胃内容物，未见鲜血及咖啡样物。近一天来巩膜和皮肤发黄，皮肤见散在出血点，同时粪便见暗红色血便，尿色深，呈淡酱油色样，尿量明显减少。宝宝于此次发病前无不洁饮食史，未用过特殊药物，既往无黄疸病史。

医院检查

宝宝体温 38.4℃，呼吸 30 次／分钟，脉搏 128 次／分钟，血压正常。宝宝营养发育中等。神志清楚，精神不振。巩膜及皮肤明显发黄，眼睑轻度浮肿。唇色发淡。口腔黏膜清洁，咽充血，扁桃体不大。浅表淋巴结未见肿大。两肺呼吸音正常。心音尚可，心律齐，未闻音。腹软轻度胀满，全腹无压痛。肝在右肋下 2cm，剑突下 3cm，脾在左肋下 2cm，均无压痛。未及其他肿块。四肢活动正常，关节无肿胀。下肢可见散在的出血点及紫斑，轻度可凹性浮肿。

观察治疗

观察：宝宝尿少、尿色异常、浮肿、血压偏高，存在肾脏病变可以肯定。一般急性肾炎出现出血倾向和黄疸者少见，可以肯定为非一般肾炎。根据实验室检查，宝宝具有溶血性贫血、血小板减少性紫癜、急性肾功能衰竭表现，无中枢神经系统表现，考虑为溶血性尿毒综合征。

治疗：主要针对急性肾功能衰竭处理，调整体液平衡、纠正高钾血症及氮质血症。因贫血明显，输新鲜血100ml。同时进行抗感染和对症处理。未用肾上腺皮质激素。

查明病因

宝宝诊断为溶血性尿毒综合征。本病的病因尚不清楚，考虑与感染及遗传有关。主要病理过程为弥散性血管内凝血。肾病变严重时可见肾皮质坏死、急性坏死性肾小球肾炎，可见尿毒症、肾性酸中毒、急性肾功能衰竭。本病预后不良，病死率高，无特殊疗法，主要为对症处理。

中医预防及保健

本病为急性严重性疾病。有松散的纤维蛋白条索沉着在众多的小血管内，损伤流过的血小板和红细胞导致血小板减少和微血管病性溶血性贫血。提醒家长，一旦发现患者有进行性贫血，出现急性肾衰，务必分秒必争送到有作肾活检及血液净化的正规医院及时抢救。

宝宝各种疾病所致肝硬变

【病例1】宝宝金 XX，男孩，10 岁。一年多来食欲不振、上腹饱满、全身乏力，一个月来腹膨大，两天来呕血。

宝宝症状

宝宝于近一年来厌食，进食量少，上腹胀满，全身乏力，不爱活动，日益消瘦、面色苍白。一个多月来腹大明显，活动后呼吸急促，平卧时更明显。尿量不减少，未发现下肢及眼睑浮肿。用利尿药后，腹胀可减轻。两天来出现 3 次呕血，第 1 次量多，为鲜血，后两次为咖啡样。曾排黑便一次。

医院检查

宝宝体温 36.4℃，呼吸 26 次 / 分钟，脉搏 130 次 / 分钟，血压正常。宝宝营养发育差，面色苍白，精神萎靡，取半卧体位。眼睑无浮肿，巩膜无黄染。面色较苍白，皮肤干燥。口腔黏膜清洁，咽部无充血，扁桃体不大，颈静脉无怒张。心音尚可，心率 130 次 / 分钟，律齐。双肺未闻啰音。腹软，移动性浊音不明显。肝在右肋下 4cm，剑突下 5cm，脾在左肋下 4cm，质硬、无压痛。四肢活动正常，双下肢无浮肿。未见肝掌及蜘蛛痣。

观察治疗

根据宝宝的身体检查，肝、脾肿大明显，质较硬。近两天有上消化道出血，与肝脏有关，或系肝功能不全，凝血因子缺乏所致出血；或为肝硬变所致食管下端或胃底静脉曲张破裂而出血，有待进一步确定。

查乙肝五项和丙肝抗体测定均为阴性，心脏 B 超检查，无缩窄性心包炎所见。当地曾为血吸虫病流行地区，作乙状结肠镜检查，于降结肠和乙状结肠部位可见组织增生、纤维化、萎缩等综合变化，肠壁增厚，黏膜高低不平，部分肠管变窄，考虑为血吸虫病。

查明病因

宝宝诊断为晚期血吸虫病。本病的主要病变在宝宝的肠道及肝脏，晚期肝内较大门静脉分支周围可见结缔组织增生，发生肝硬变。脾脏也相继增大，出现门静脉高压现象。如能早期发现，及时治疗，一般不会发展到晚期，发生肝硬变和脾功能亢进。宝宝无明显急性期，因而未能及早发现。

中医预防及保健

血吸虫进入人体内，生长于血管、肠内膜，随着血液流动遍布全身，每时每刻吸吃人体血液，排出毒素。在国家卫生部门的防治下，血吸虫病在我国得到了有效地控制。

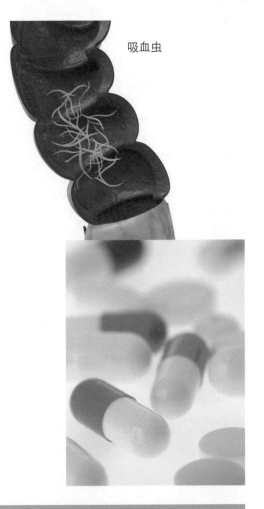

吸血虫

【病例2】 宝宝陈XX，男孩，10岁。一天来呕血3次。

宝宝症状

宝宝于一年半前出现发热、黄疸，经治疗两周黄疸消退，肝功能仍未正常。其后约每3～6个月检查肝功能一次，均不正常。宝宝病后食欲不振，全身乏力，上腹部隐痛、腹胀满，腹部日益增大。一天来突然呕血3次，为鲜血，量较多，并吐出咖啡样胃内容物。

医院检查

宝宝体温 36.2℃，呼吸 26 次 / 分钟，脉搏 118 次 / 分钟，血压正常。宝宝营养发育中等。神志清楚，精神萎靡。面色苍白，唇色浅淡。巩膜无黄染。口腔黏膜清洁，咽部无充血，扁桃体不大。颈静脉无怒张。两肺呼吸音正常。心音尚可，心律齐，未闻杂音。腹部膨隆，移动性浊音可疑。全腹无压痛。肝在右肋下 4cm，剑突下 5cm，脾在左肋下 5cm，中等硬度，表面光滑。双下肢轻度浮肿，未见出血点。胸前和面部可见数个蜘蛛痣，肝掌存在。

观察治疗

观察：通过宝宝的体格检查，发现出血与肝脏病变有关。宝宝呕出为新鲜血液，其他部位未见出血，肝硬变所致食管静脉曲张破裂而出血可能性大。

治疗：采取禁食，对症处理、输新鲜血液200ml。肝、脾B超检查，肝脏可见密集低小波，脾明显增大，肝功有异常，提示慢性肝炎所见，并已发展为肝硬变。在传染性肝炎中，乙型肝炎易发展为慢性及肝硬变。查乙肝五项：HBsAg为阳性，HBeAg为阳性，HBcAb为阳性。诊断明确。

查明病因

宝宝诊断为乙型肝炎肝硬变。现已知肝炎病毒有五种，即甲、乙、丙、丁、戊。甲型和戊型肝炎很少发展为慢性，不发生肝硬变。而乙型及丙型肝炎易慢性变，且易发生肝硬变，甚至肝癌。所以肝炎后肝硬变时首先应考虑为乙肝及丙肝。一般认为，乙型肝炎病程超过一年者，可诊断为慢性肝炎。乙肝除发生坏死后，肝硬变外，还可能发生胆汁性肝硬变。

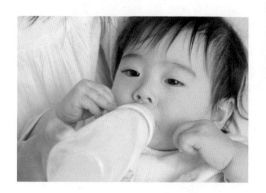

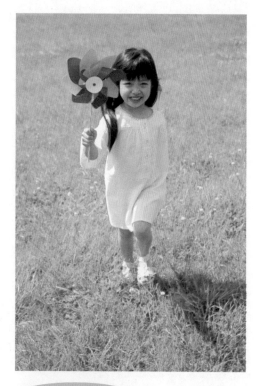

中医预防及保健

肝硬变是一种常见的慢性肝脏疾病。可由多种病因所引起。其病理改变是肝细胞的变性和坏死，继之以弥漫的纤维化，肝实质细胞形成再生结节，肝小叶结构改建，由纤维间隔分成若干假小叶。肝组织内纤维组织增生，肝质地变硬，故称肝硬变。建议中西医结合治疗。

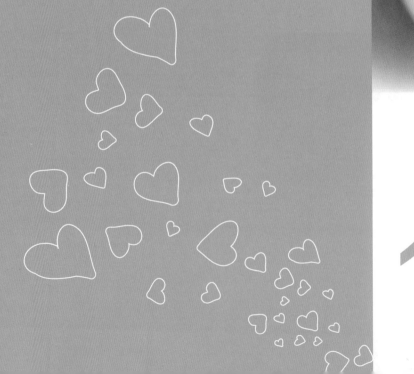

宝宝紫绀早知道

17

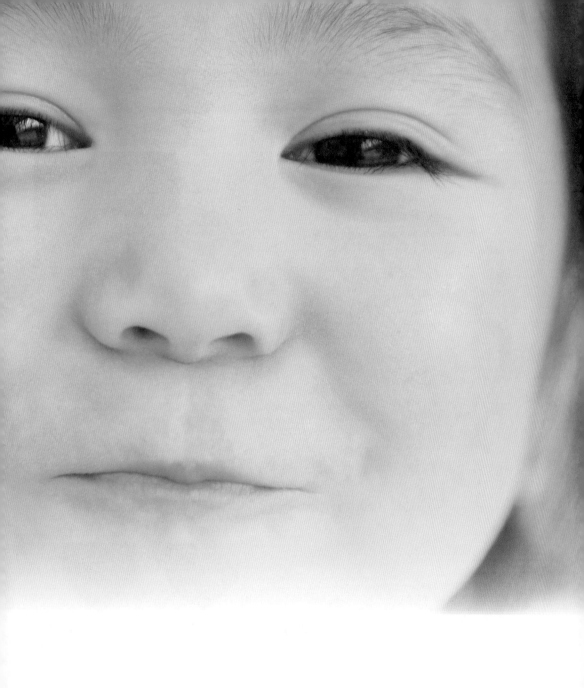

家长必备宝宝紫绀常识

如何定义宝宝紫绀

　　紫绀也称发绀或青紫，是指宝宝皮肤和黏膜出现青紫色。紫绀是常见的一种症状，可见于宝宝多种系统疾病。紫绀的出现，是对宝宝身体出现状况的一种提示，特别是全身性紫绀，家长应该尤其注意，这时宝宝的病情可能已经比较严重。

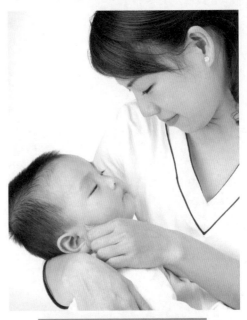

引发宝宝紫绀的常见疾病

　　引起宝宝紫绀的病因很多。根据宝宝紫绀的发生部位，可将其分为两种。

宝宝紫绀

全身性紫绀　　局部性紫绀

呼吸系统疾病　　心血管疾病　　血液系统疾病

宝宝排尿时哭闹，肾周围脓肿。

急性和慢性呼吸系统疾病、肺血管疾病及肺淤血。

混血性紫绀、法鲁氏三联症、艾森曼格综合征、血管畸形。

异常血红蛋白病，硫化血红蛋白症，红细胞增多症。

根据宝宝症状判断紫绀病因

结合宝宝紫绀的伴随症状，家长可对宝宝疾病作出更加全面的了解和鉴别。

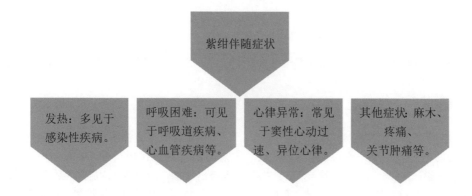

紫绀伴随症状

发热：多见于
感染性疾病。

呼吸困难：可见
于呼吸道疾病、
心血管疾病等。

心律异常：常见
于窦性心动过
速、异位心律。

其他症状：麻木、
疼痛、
关节肿痛等。

宝宝紫绀的一般处理

宝宝出现慢性紫绀，家长一般无须立即进行处理。但如果宝宝急性紫绀，发病急，家长则应立即采取措施：宝宝存在呼吸困难，应立即补充氧气吸入；宝宝烦躁，家长应尽快使其镇静；宝宝出现高热症状，对其进行降温处理；若宝宝存在脱水、电解质紊乱，则应补液治疗，纠正水电解质紊乱和酸中毒等。如果宝宝病情较重，则应咨询医生，加支持疗法。

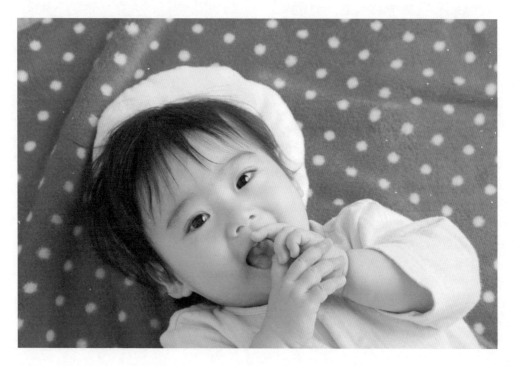

宝宝紫绀典型病例解析

宝宝呼吸系统疾病

【病例1】宝宝庄XX，男孩，8岁。反复咳喘3年，近一个月来加重伴发憋、发绀。

宝宝症状

宝宝于周岁时出现高热、咳喘，至今每年都要复发3～4次。近一个月来憋喘又加重，且伴发紫绀。宝宝于出生时接种卡介苗，以后未再复种。无结核病接触史。平时未出现咳痰、咯血。家族中无哮喘病患者。

医院检查

宝宝体温36.2℃，呼吸30次／分钟，脉搏120次／分钟。宝宝营养发育中等。神志清楚，精神尚可。呼吸急促，唇周发绀。口腔黏膜清洁，咽无充血。扁桃体不大。颈淋巴结未及。左肺呼吸音减弱，右肺正常。心音遥远，律齐，无杂音。腹软而无压痛，无移动性浊音。肝、脾未及。四肢活动正常。

观察治疗

观察：宝宝肺组织检查发现胸膜增厚，肺组织及胸膜可见嗜酸细胞、淋巴细胞和浆细胞等慢性炎症细胞浸润，灶性出血。部分气管扩张，周围有大量嗜酸细胞浸润。部分血管周围、肺间质及肺泡不规则增生，呈慢性炎症。部分肺泡过度充气，形成肺大泡。

治疗：给氧。用青霉素和氨苄西林控制感染，左侧胸腔引流。3周后未见好转，决定转外科作左肺下叶切除术。宝宝术后状况良好。

查明病因

宝宝诊断为左侧支气管扩张，自发性气胸，嗜酸细胞性肺炎。宝宝在周岁时肺炎后反复出现憋喘，是由第1次肺炎的后遗症造成。宝宝反复出现呼吸道感染的另一原因是免疫功能失调。嗜酸细胞性肺炎很少会发生肺气肿、肺大泡和气胸，可能为反复感染所致局部反应，而不是引起支气管扩张和自发性气胸的原发病。

中医预防及保健

支气管扩张本身为不可逆性病理变化，积极控制感染，排除痰液，控制和减轻支气管扩张的发展，对本病预后的好坏关系密切。中医认为，本病的根本病机为火热薰灼肺络，受损肺络难以复原，故潜伏病机始终存在。一般肺热壅盛，肝火犯肺等证候，以邪实力主，在初、中期治疗及时，调理得当，病情得以控制者，预后较好。如反复发作或久治不愈，大量咯血，形成阴虚火旺证候者，预后较差。

提示：本病要预防受凉感冒，忌烟酒、辛辣，避免情志刺激。

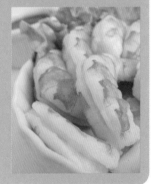

宝宝心血管系统疾病

【病例2】宝宝赵XX，女孩，5岁。两个月来面色苍白、气促、出汗、不安，两天来咳嗽、呼吸困难伴发绀。

宝宝症状

宝宝于近两个月来面色苍白、气促，胸闷，气慌，胸前不适。未加处理而缓解。有发热、流涕等呼吸道感染表现。近两天来宝宝发热，体温在38℃左右，伴咳嗽。继而出现呼吸急促，口周发绀，烦躁不安。

医院检查

宝宝体温37.2℃，呼吸36次／分钟，脉搏180次／分钟。宝宝营养发育中等。神志清楚，精神萎靡。面色苍白，呼吸急促，口周发绀。口腔黏膜清洁，咽充血。扁桃体不大。两肺呼吸音粗糙。心音低弱，律齐，心率200次／分钟，无杂音。腹软而无压痛，无移动性浊音。肝、脾未及。四肢正常，下肢无浮肿。

观察治疗

宝宝入院后即进行吸氧、镇静、利尿、强心、抗感染等处理。经过检查，制订治疗方案：静脉点滴青霉素和大剂量维生素C，强心剂应用毒毛旋花子甙K。两天后宝宝呼吸平稳，精神好转，除乏力外，症状消失。停药两天，情况平稳。

查明病因

宝宝诊断为阵发性室上性心动过速伴发心力衰竭。该病诊断主要依靠心电图检测，多见于无器质性心脏病的宝宝。发病特点为突然发生、骤然停止，供血不足。可用洋地黄、异搏停、奎尼丁、普鲁卡因酰胺等。在药物治疗无效时，可采用手术进行根治。

中医预防及保健

心力衰竭又称"心肌衰竭"，是指心脏当时不能搏出同静脉回流及身体组织代谢所须相称的血液供应。往往由各种疾病引起心肌收缩能力减弱，从而使心脏的血液输出量减少，不足以满足机体的需要，并由此产生一系列症状和体征。心力衰竭饮食的注意事项，饮食应清淡、易消化、少刺激。禁用浓茶、咖啡或辣椒等，多吃新鲜蔬菜、水果、豆制品。要少量多餐，不宜过饱，以免加重心脏负担，要控制每天的食盐量（每天不超过5g），水分也不宜过多（500～1000ml），心力衰竭时，病人出现水肿的原因是静脉和微血管淤血，细胞外液增加和钠盐潴留。因此，适当控制钠盐摄入极为重要。

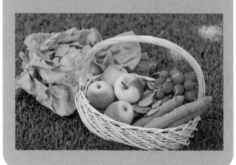

宝宝血红蛋白症及局部血流障碍疾病

【病例】 宝宝郗 XX，女孩，6 天。出生后不久即出现紫绀。

宝宝症状

宝宝出生情况正常，无窒息。宝宝出生后不久及发现口周和唇发绀，继而指端及全身均见发绀。哭闹和活动时更明显，无明显呼吸困难。宝宝母亲的健康状况良好，无感染病史。

医院检查

宝宝体温 36.2℃，呼吸 42 次／分钟，脉搏 160 次／分钟。宝宝足月新生儿外貌。神志清楚。面色苍白，眼睑浮肿。全身及黏膜发绀，咽无充血。呼吸稍促。扁桃体不大。两肺呼吸音正常。心音尚可，律齐，肺动脉瓣区可闻杂音。腹软而无压痛，无移动性浊音。肝、脾未及。四肢活动正常，下肢未见浮肿。

观察治疗

观察：宝宝出生后即出现青紫，且为全身性。肺部听诊未闻异常。心脏有杂音，可考虑为先天性心脏病。取静脉血，外观呈巧克力色。

治疗：给予宝宝吸氧、抗感染、激素等治疗，紫绀无减轻。后用维生素 C 及美蓝治疗，皮肤色泽逐渐转红。经 3 天治疗，紫绀完全消失。

查明病因

宝宝诊断为高铁血红蛋白血症。根据宝宝症状及检查结果，可排除心、肺所致紫绀，肯定为异常血红蛋白血症。宝宝及其母亲均无明确可导致发生高铁血红蛋白症的诱因，可判断为先天性。

中医预防及保健

高铁血红蛋白血症，本症较先天性多见。先天性 MHb 血症无须治疗，核黄素和大量维生素 C 可以减低 MHb 含量。

宝宝其他系统疾病

【病例】 宝宝贾 XX，女孩，8 岁。间断发热两个月，持续高热一个月，伴气促及口周发绀。

宝宝症状

宝宝发病 3 个月，发病初期两个月为间断性发热，高热与低热交替出现，但无规律性。近一个月来每日最高体温均超过 39℃，持续不退。宝宝呼吸急促，面色苍白，口周发绀。病后宝宝精神、食欲体力越来越差，偶有头痛、呕吐。

医院检查

宝宝体温 39℃，呼吸 32 次／分钟，脉搏 120 次／分钟。宝宝营养发育中等。神志清楚，精神萎靡。面色苍白，眼睑浮肿。口周稍发绀。口腔黏膜清洁，咽充血。扁桃体不大。两肺呼吸音正常。心音尚可，律齐，心率 130 次／分钟，无杂音。腹软而无压痛，无移动性浊音。肝在右肋下 3cm，脾在左肋下 2cm。四肢活动不受限，骨、关节无肿痛。下肢无浮肿。皮肤无黄染，未见皮疹及出血点。

观察治疗

观察：宝宝主要为发热、肝脾及淋巴结肿大，有贫血外貌。感染性疾病的可能性不大。宝宝于入院第 3 天出现皮肤和巩膜黄染。肝功能检查，提示肝性改变。

治疗：静脉点滴氢化可的松。因外周血见可疑异常组织细胞，故再次作骨穿，取位于脊突。发现多数吞噬红细胞的组织细胞。诊断明确。

查明病因

宝宝诊断为恶性组织细胞病。该病为全身网状内皮系统恶性肿瘤样疾病。以肝、脾、淋巴结和骨髓最易受累。一般为急性起病，多为持续性高热。肝、脾、淋巴结肿大，可见黄疸，为肝性。预后良好，恢复正常的宝宝也偶有出现。

中医预防及保健

恶性组织细胞病是网状内皮系统增生的恶性疾病。临床表现多种多样，以至于早期常易误诊，目前尚无特效治疗。此病例告诉人们平日应加强自身免疫力，增强抗病能力。

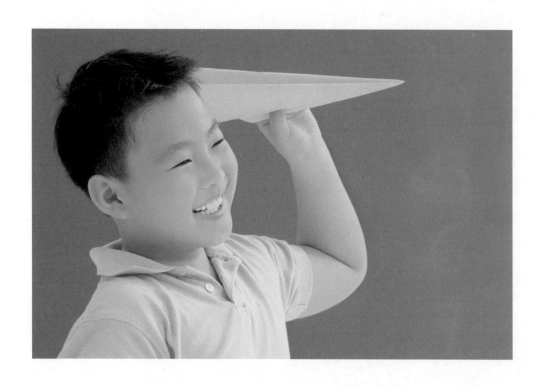

宝宝关节病早知道

18

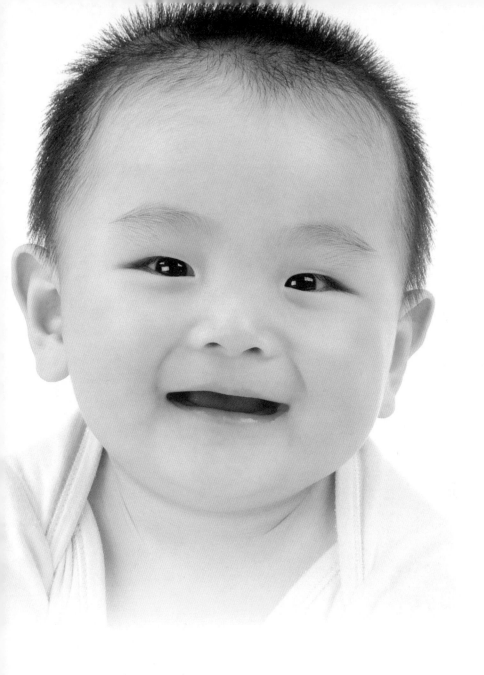

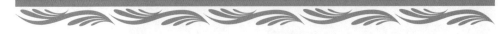

家长必备宝宝高血压常识

如何定义宝宝关节痛

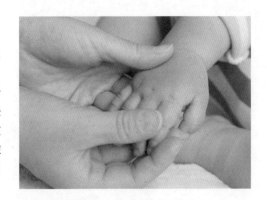

宝宝关节痛，如果情况较轻，一般不出现肿胀，家长从外观上无法对其作出判断。如果宝宝患有化脓性关节炎，则家长可以看到宝宝关节周围皮肤发红、肿胀，触摸时表面温度很高，宝宝活动时会感到疼痛，严重时宝宝关节不能屈曲、伸展或旋转。非化脓性关节炎，家长仅仅可以看到宝宝关节周围肿胀，触摸偶尔发热，不会出现发红症状。

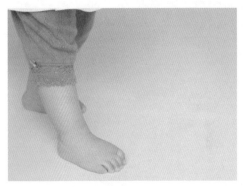

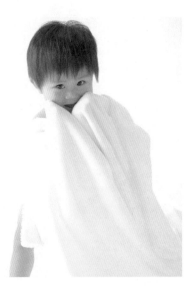

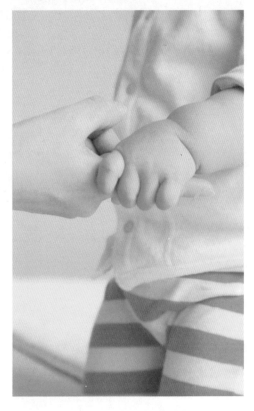

引发宝宝关节痛的常见疾病

急性感染性关节炎	肺炎双球菌性关节炎、细菌性痢疾后关节炎、结核性关节炎。
感染反应性关节炎	Poncet 氏综合征、Reiter 氏综合征、病毒性传染病后关节炎。
自身免疫性与变态反应性关节炎	风湿性、类风湿性关节炎、皮肌炎、硬皮病、血清病关节炎。
代谢、内分泌障碍性关节炎	增殖性关节炎、糖尿病骨关节病、肢端肥大症关节病、Paget 氏骨关节病。
血液病性关节炎	血友病性关节炎、血红蛋白病关节病、血色病所致关节炎白血病骨关节痛。
遗传性骨关节病	马凡氏综合征、埃当二氏综合征、褐黄斑、黏多糖病、糖蛋白病。
其他原因的关节病	大骨节病、牛皮癣性关节炎、外伤性关节炎、复发性多软骨炎。
关节周围疾病	特发性尿钙增多症、流波状骨质硬化症、腱鞘炎、肌纤维组织炎。

关节痛病因

引发宝宝关节痛的常见因素

引起宝宝骨关节病的疾病很多，发生机理也会不同，大概可分为六个方面。

关节痛发生机理

感染性急性滑膜炎	变态反应性关节炎	慢性关节肿胀	异物在关节囊内积累	遗传因素	其他因素，如心血管疾病、胃肠道疾病、糖尿病等。

根据宝宝症状判断关节痛病因

急性细菌性感染性关节炎	起病急、发热畏寒、周身不适、食欲减退。
结核性反应性关节炎	高热，出现结节性红斑、疱疹性结膜炎。
结核性关节炎伴慢性结核中毒	面色苍白、食欲不振、易疲乏、盗汗。
乙肝	有消化道症状，出现各种皮疹。
风疹	有咽痛、头痛、流涕、咳嗽，有斑丘疹。
风疹疫苗引起	有上呼吸道表现，但无皮疹。
流行性腮腺炎	头痛、咽痛、呕吐、颈抵抗。
腺病毒关节炎	可伴有咽痛、头痛、咳嗽，可见斑丘疹。
水痘带状疱疹	有水痘，低热、咽痛。
传染性单核细胞增多症	皮疹、淋巴结肿大、皮下小结、心脏受累。
类风湿病	皮下小结和皮疹，可伴心肌－心包炎。
全身性红斑狼疮	可见蝶形红斑，下肢斑疹、溃疡，脏器损伤。
狼疮性肝炎	伴黄疸。
肾炎	伴血尿。
心包－心肌炎	伴呼吸困难、咳嗽、雷诺氏现象。
皮肌炎	多种皮疹，眼睑暗红色斑丘疹，肌痛、肌无力。
全身性硬皮病	皮肤发硬，雷诺氏现象，咳嗽、呼吸困难。
结节性多动脉炎	多形性皮疹、溃疡、血尿。
干燥综合征	干燥性角膜炎，畏光、眼痛、烧灼感。
过敏性紫癜	紫色斑，腹痛、便血、尿血。
血液病	伴有出血倾向，贫血，面色苍白。
代谢病	伴骨骼发育异常，肝、脾增大，智力落后。
遗传病	多种先天畸形，出生后即发现异常。

宝宝关节痛典型病例解析

宝宝结缔组织病

【病例】宝宝何XX，女孩，6岁。半年来双腿无力，日益加重，偶诉双踝关节痛。

宝宝症状

宝宝近半年来感到双下肢无力，上台阶时提腿困难，跑步时易摔跤，不能提重物。双脚踝未见红肿，有关节痛。病后未觉有发热，精神、食欲无明显改变。宝宝既往健康状况良好，家族中无类似疾病。

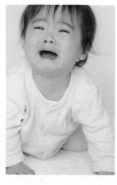

医院检查

宝宝体温 36.2℃，呼吸 28 次／分钟，脉搏 100 次／分钟。宝宝营养发育中等。神志清楚，精神尚可。无明显急、慢性病容，眼睑无浮肿。面颊有淡红色斑丘疹。口腔黏膜清洁，咽充血。扁桃体不大。两肺呼吸音正常。心音尚可，律齐，无杂音。腹软而无压痛，无移动性浊音。肝脾未及。四肢活动自如，各关节无红肿。指关节可见紫黑色沉着。躯干部未见皮疹。

观察治疗

观察：宝宝发病缓慢，无急性或慢性中毒及消耗症状。有关节痛、肌无力、皮疹，应考虑为结缔组织病。指关节紫黑色，可见于皮肌炎和全身性红斑狼疮。肌电图检查，肌原性所见。血清肌酶、肌酸磷酸激酶、乳酸脱氢酶、谷草转氨酶及谷丙转氨酶均增高。

作皮肌炎肌肉活检，有皮肌炎所见。

治疗：诊断明确，使用泼尼松治疗。

查明病因

宝宝诊断为皮肌炎，该病多呈亚急性及慢性经过。发病缓慢，体温基本正常。伴有多样皮疹，典型者为眼睑红斑。激素对皮肌炎的治疗效果较差，症状消失慢，肌无力恢复缓慢。

中医预防及保健

皮肌炎属于自身免疫性疾病。成人和儿童均可得皮肌炎，如果得病年龄小于16岁，则称为儿童皮肌炎。对儿童皮肌炎患者，须尽量去除一切可疑病灶，并采用抗生素合并皮质类固醇治疗，可获良效。中医治疗主张在儿童接受的情况下结合患者病情吃中药或者中成药来辅助治疗。因为上述西药都有一定的副作用，对儿童的生长发育有一定的影响。而中药在一定程度上可以减轻激素的副作用，在激素减量的过程中防止病情复发，还可以整体调节患儿机体免疫力，如结合间充质干细胞移植治疗则可以有很好的疗效。

宝宝感染性疾病

【病例】宝宝钱 XX，男孩，两岁半。3 天来发热流涕、多关节肿痛。

宝宝症状

宝宝于近 3 天来发热，呈持续性，体温为 38.5℃左右。发病初期有流涕、轻咳。继而出现多关节肿痛，呈游走性。宝宝既往健康状况良好，家族中无类似疾病。

医院检查

宝宝体温 38.5℃，呼吸 32 次 / 分钟，脉搏 128 次 / 分钟。宝宝营养发育中等。神志清楚，精神萎靡。面色正常，眼睑浮肿。口黏膜清洁，咽部无充血。扁桃体不大。颈部淋巴结未及。两肺呼吸音正常。心音尚可，律齐，无杂音。腹软而无压痛，无移动性浊音。肝脾未及。上肢活动尚可，下肢活动受限。左膝关节和右踝关节轻度肿胀，有压痛，表皮轻度发红，有热感。胸前和下肢可见斑丘疹。

观察治疗

观察：宝宝体温不属于高热，发热时间尚短，不应考虑为类风湿性关节炎，而可能是感染性关节炎。宝宝住院 3 天，体温降为正常，关节肿痛消失。未经治疗而情况好转。症状减轻，可能是病毒性关节炎。在此前一周，宝宝左手曾被鼠咬伤，伤口不大，数日后即封口，无任何异常状况。

查明病因

宝宝诊断为鼠咬热。该病病原体有 2 种。一种是小螺菌，潜伏期为 1～3 周，鼠咬处可见红肿、水疱、皮疹、肌痛，但发生关节炎为少见；另一种是念珠状链杆菌，潜伏期为 1 天，伤口已愈合，常见游走性多发性关节炎、斑丘疹。可用青霉素进行治疗。

中医预防及保健

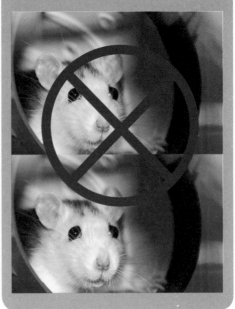

鼠咬热系鼠类疾病，人被鼠咬而传染。以灭鼠为最重要的预防措施。

宝宝血液系统疾病

【病例】 宝宝徐XX，女孩，8岁。发热4天，出皮疹伴关节肿痛两天。

宝宝症状

宝宝于近4天来出现发热，体温在38.5℃左右，无流涕、咳嗽等呼吸道症状。咽部不适、轻度肿痛。宝宝服用感冒冲剂和复方新诺明两天后，双下肢出现紫斑，初为鲜红，后变为紫红色，呈片状，大小不等。双踝关节肿痛，活动受限。

医院检查

宝宝体温38℃，呼吸26次/分钟，脉搏120次/分钟。宝宝营养发育中等。神志清楚，精神萎靡。呼吸平稳，眼睑无浮肿。口周稍青，口腔黏膜清洁，咽充血。扁桃体不大。两肺呼吸音正常。心音低钝，律齐，无杂音。腹软而无压痛，无移动性浊音。肝脾未及。上肢活动自如，下肢活动受限。双侧小腿前侧可见多量片状暗紫色斑。双侧踝关节肿胀，无压痛。

观察治疗

宝宝尿常规检查正常。入院后中药治疗，卧床休息，免动物蛋白饮食。第3天，宝宝出现阵发性腹痛，伴呕吐。腹痛位于脐周，有轻度压痛。呕吐物为胃内容物。腹泻初为消化不良便，继而稀水样，最后为血水样。立即禁食，静脉补充水分及营养，同时用氢化可的松。一周后正常。先用流食，两天后改用半流食。

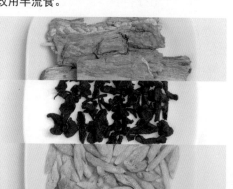

查明病因

宝宝诊断为过敏性紫癜。该病属于血管炎综合征，除有皮肤紫癜和水肿外，并有关节受累，胃肠道表现和肾脏病变。关节肿胀使用激素后可以缓解。在消化道出血时，须禁食，同时用激素。

中医预防及保健

过敏性紫癜又称出血性毛细血管中毒症，是一种较常见的微血管变态反应性出血性疾病。病因有感染、食物过敏、药物过敏、花粉、昆虫咬伤等所致的过敏等，但过敏原因往往难以确定。儿童及青少年较多见。中医认为病理性质有虚实之分，实征为气火亢盛，血热妄行；虚证有二：一为阴伤虚火妄动，灼伤血络；一为气虚不能摄血。总之，因气火逆乱，血不能循经致络伤血溢，病因以感受外邪，饮食失节，瘀血阻滞，久病气虚血亏为主。中医药治疗有较好的疗效。

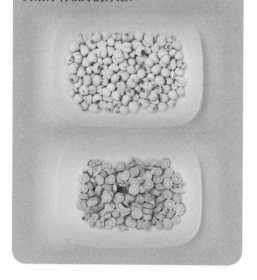

宝宝其他疾病

【病例】宝宝宋XX，男孩，8岁。发热3天伴皮疹及下肢关节肿痛。

宝宝症状

宝宝于近3天来发热，体温在38.5℃左右，同时出现皮疹，多为斑片状，大小不等，形态各异，痒感重。同时下肢关节痛，双脚踝关节肿，但活动不受限。有轻微咳嗽，但无流涕。宝宝既往健康状况良好，家族中无类似疾病。

医院检查

宝宝体温38℃，呼吸22次/分钟，脉搏92次/分钟。宝宝营养发育中等。神志清楚，精神萎靡。面色苍白，眼睑浮肿，面部可见荨麻疹。口腔黏膜清洁，咽无充血。扁桃体不大。两肺呼吸音正常。心音尚可，律齐，无杂音。腹软而无压痛，无移动性浊音。肝脾未及。四肢活动尚可。躯干及下肢散见斑片疹。双下肢未见浮肿。

观察治疗

观察：宝宝大便常规检查，镜检可见蛔虫卵。胸部X射线检查，两肺可见片状阴影。肺部病变较广泛。

治疗：用螺旋霉素控制感染，用阿司匹林治疗关节痛。第3天，宝宝情况好转，体温降为正常，皮疹未有新出现。停用阿司匹林，同时进行驱虫治疗。肺部X射线检查，左上肺出现新的片影。服中药及脱敏药物，一周后又复查，两肺阴影消失。

查明病因

宝宝诊断为肠蛔虫病，蛔虫嗜酸性肺炎，过敏性皮疹，反应性关节炎。宝宝有发热，但呼吸系统和消化道未见异常。过敏反应存在，如荨麻疹、关节肿痛、血管神经性水肿。粪便检查有蛔虫卵，游走性变化是嗜酸性肺炎的一大特征，即在短时间内原有阴影消失，又出现新的阴影。

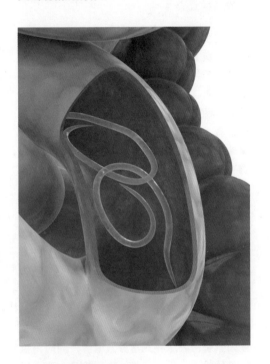

中医预防及保健

本病例病种多样，较为复杂，以对症治疗为好。

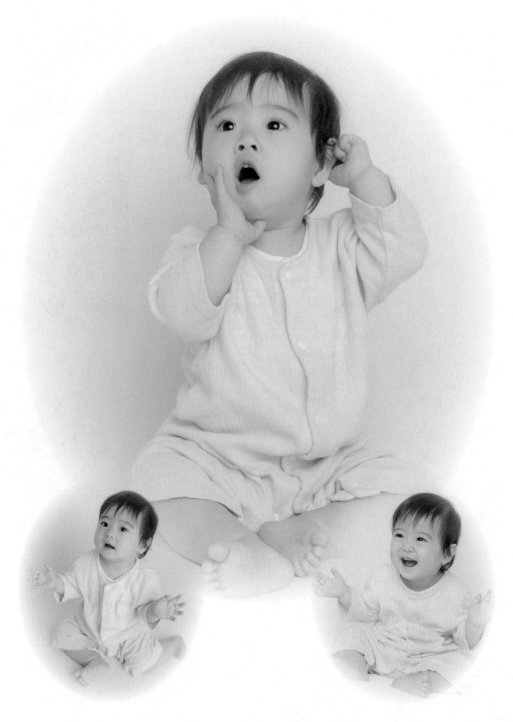

宝宝心脏增大早知道

19

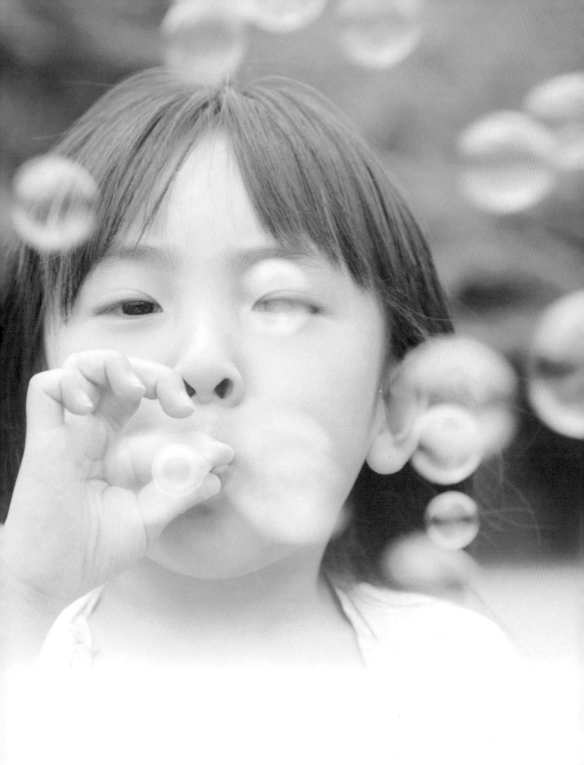

家长必备宝宝心脏增大常识

如何定义宝宝心脏增大

心脏的增大包括宝宝心脏的扩张和心肌的肥厚。宝宝心脏的大小与年龄有关，家长要对宝宝心脏情况作出准确判断，就必须对宝宝心脏大小的标准有所掌握：新生宝宝心脏位置较高，呈横位，心尖搏动可在第4肋间隙锁骨中线外；宝宝两岁以后，横位心逐渐变成斜位，心尖搏动下移至第5肋间；年长宝宝矮胖者，心影有时也会呈现横位。另外，注意区分心房和心室、左侧和右侧或全心增大，对宝宝疾病的鉴别具有重要意义。据此，可将宝宝心脏增可分为五种类型。

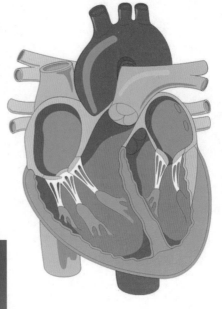

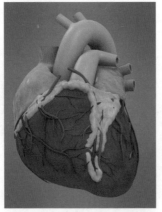

心脏增大

| 普大型：各房室普遍增大。 | 球形：以左右室大为主。 | 靴形：右心室增大伴有肺动脉凹陷。 | 二尖瓣型：左心室和左心房增大。 | 主动脉瓣型：左心室增大和主动脉段扩张。 |

引发宝宝心脏增大的常见疾病

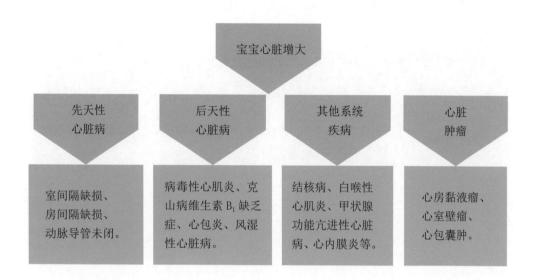

根据宝宝症状判断心脏增大的病因

宝宝心脏增大的诊断一般依靠 X 射线即可。

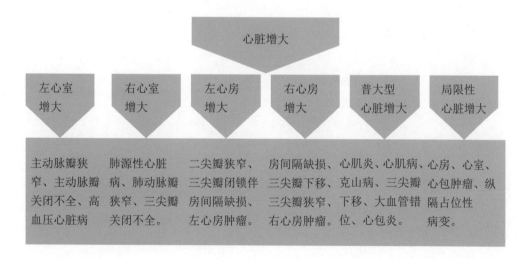

宝宝心脏增大的一般处理

宝宝如果没有心功能不全，家长则不必对孩子饮食和活动进行限制。

心功能不全 I 度	宝宝可减少活动量，饮食方面不需要进行限制。
心功能不全 II 度	宝宝应卧床休息，一般生活可自理，应限制盐的摄入量，可以不限制饮水。
心功能不全 III 度	宝宝应绝对卧床休息，不能下床，应限盐、限水，少量多餐，避免过饱，每日保证有大便，防止发生便秘。

宝宝心脏增大典型病例解析

宝宝先天性心脏病

【病例】宝宝李XX，男孩，1岁。3个月来全身青紫，并日益加重。

宝宝症状

宝宝出生后即体弱，活动量小。体格发育落后，智力尚可。4个月时，曾怀疑有心脏病，经X射线检查，心脏未增大。近3个月来，宝宝全身青紫，且日益加重。呼吸急促，时而伴喘。

医院检查

宝宝体温36.3℃，呼吸40次／分钟，脉搏142次／分钟。宝宝营养发育差。神志清楚，精神差。憋喘，烦躁。宝宝全身性青紫，尤以耳朵、口唇、结膜明显。眼睑无浮肿。口腔黏膜清洁，咽无充血。左胸前区膨隆。两肺呼吸音正常。心界扩大，心音低钝，心律齐，在胸骨左缘3～4肋骨间可闻杂音。腹软饱满，全腹无压痛。肝在右肋下1.5cm，剑突下2cm，脾未及。双下肢无浮肿。皮肤未见出血点。

观察治疗

从宝宝发病过程和体格检查，可判定宝宝为心源性青紫。宝宝年龄小，生长发育受影响，肯定为先天性心脏病。胸部X射线检查可见心脏中度增大，以左室和右室增大为主。作心脏B超检查，左心室和右心室增大，心室水平有分流存在，大动脉换位。心血管造影，造影剂由右心室很快充盈主动脉，但肺动脉不显影。

查明病因

宝宝诊断为先天性心脏病，大动脉完全转位合并室间隔缺损。本病青紫的产生，是由于右室的静脉血进入主动脉。因为室间隔缺损的分流，无论是左向右分流，还是右向左分流，都不会出现青紫。右心室的静脉血右向左分流时，左室的血液不直接进入主动脉，而是进入肺动脉，再经肺循环。当出现左向右分流时，为动脉血混入静脉血，可减轻青紫，而不会加重青紫。患有本病的宝宝，很多最终都会因严重缺氧或心力衰竭而死亡。

中医预防及保健

先天性心脏病是胎儿时期心脏血管发育异常所致的心血管畸形，是小儿最常见的心脏病。随着心血管医学的快速发展，许多常见的先天性心脏病得到准确的诊断和合理的治疗，病死率已显著下降。

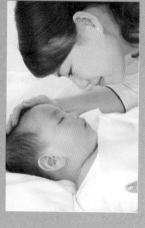

宝宝遗传代谢病

【病例】宝宝韩 XX，男孩，5 岁。半年来四肢肌无力，呈进行性加重。一周来活动后呼吸急促。

宝宝症状

宝宝既往体健。半年前家长发现宝宝上楼梯时困难，继而发现翻身及下蹲后站立费劲。宝宝上肢肌力也低，但不如下肢明显。近一周来活动后出现呼吸急促，发病前无发热、咳嗽等呼吸道感染表现。宝宝家长没有此类病患者。

医院检查

宝宝体温 36.3℃，呼吸 32 次 / 分钟，脉搏 130 次 / 分钟。宝宝营养发育中等。神志清楚，精神尚可，呼吸稍急促。口周不青。眼睑无浮肿。口腔黏膜清洁，咽无充血。浅表淋巴结未及。两肺呼吸音正常。心音低钝，心律齐，未闻杂音。腹软，肝、脾未及。全腹无压痛，未及肿块。宝宝四肢肌力减低，但仍可活动，膝反射减弱。小腿上端较粗，但松软。宝宝平卧时不能起坐，须先用手支撑后抬起上半身，再用手支撑膝部而站立。四肢肌肉无压痛。皮肤未见皮疹及红斑。

观察治疗

宝宝无发热，非感染性疾病。小儿麻痹可排除。肌电图检查，提示肌原性改变。临床诊断比较明确。为进一步确诊，拟作肌肉活检，家长不同意。因呼吸受累，但呼吸不浅表，似非呼吸肌受累。作胸部 X 射线检查：两肺正常，膈肌和肋间肌运动正常。心脏中度增大，呈普大型，心搏动减弱。

查明病因

宝宝诊断为进行性肌营养不良伴发心肌病。该病为遗传病，其中以假性肥大型为多见，主要表现为近端肌肉无力、萎缩，与小儿麻痹不同。80% 的宝宝可见假性肥大。肌无力呈对称性，走路呈鸭步，扶其上臂上抬时，肩胛骨上移，称翼状肩。

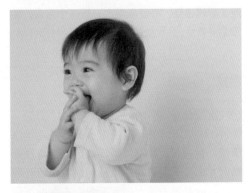

中医预防及保健

进行性肌营养不良（假肥大型）是一种由位于 X 染色体上隐性致病基因控制的一种遗传病，特点为骨骼肌进行性萎缩，肌力逐渐减退，最后完全丧失运动能力。主要发生于男孩；女性则为遗传基因携带者，有明显的家族发病史。患儿由于肌肉萎缩无力而导致行走困难，患病后期双侧腓肠肌呈假性肥大（肌组织被结缔组织代替）。治疗期间，忌食辛辣、过咸食物，避风寒，防感冒，多饮水，多食含钙、锌较多的食物，保持心情舒畅，适当锻炼。患者家属要配合按摩，患者本人要克服困难，坚持适当锻炼。

宝宝后天性非感染性疾病

【病例】 宝宝金XX，女孩，10岁。心慌、气促、浮肿一年。

宝宝症状

宝宝于近一年来反复出现心慌、气短，有时浮肿。稍有活动就会乏力、心慌、气短，但无咳嗽、发热。有时会出现颜面和下肢浮肿，活动量大时口唇发绀。宝宝既往健康尚可，未接触过结核病患者。

医院检查

宝宝体温36.3℃，呼吸34次/分钟，脉搏132次/分钟。宝宝营养发育较差。慢性病容，呼吸急促，不能平卧。眼睑轻度浮肿，面色苍白发灰，口唇发绀。口腔黏膜清洁，咽无充血。颈静脉怒张，两肺下闻少许干、湿啰音。心界两侧扩大心音低钝，心律齐，有杂音。腹部胀满，腹壁静脉明显曲张，腹水征阳性。肝在右肋下4cm，剑突下6cm，脾未及。双下肢可凹性水肿。

观察治疗

观察：宝宝肝功能检查正常，乙肝五项阴性。心脏B超，左、右室增大，以左室为主，流出道增宽，心包腔有少量积液。

治疗：先按心力衰竭用利尿、强心处理，并给氧、镇静。经处理后浮肿消减，奔马律消失，心音较有力，缺氧不明显。可平卧，但活动后仍有心悸、气促。外科会诊，同意进行手术。手术中发现心脏呈普遍性增大，心肌张力差。

查明病因

宝宝诊断为充血性心肌病。宝宝年龄较大，仅一年来出现心力衰竭表现，可肯定为后天性心脏病。但判断宝宝为心包炎依据不足，不应做手术治疗。

中医预防及保健

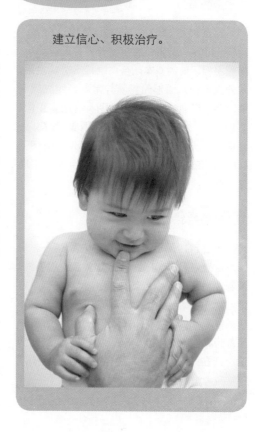

建立信心、积极治疗。

宝宝后天性感染性疾病

【病例】宝宝韩XX，男孩，两个月。出生后即出现智能差，并伴有其他畸形。

宝宝症状

宝宝系第1胎第1产，足月顺产。出生时无窒息。出生后第3天皮肤出现明显黄染。宝宝对外界反应差，智力落后。因出生后第4天，全身可见大小不等散在的紫红色斑点，查血小板减少。家中无遗传病。

医院检查

宝宝体温36.3℃，呼吸40次／分钟，脉搏140次／分钟。宝宝营养发育差。头小，前额平坦，前囟基本闭合。眼神不灵、发呆，对外无反应。面部无特殊异常。口腔黏膜清洁，咽无充血。颈无抵抗。两肺呼吸音正常。心音尚可，律齐。肺动脉第2音稍低。腹膨隆，全腹软，无压痛。肝在右肋下2cm，剑突下4cm，脾在左肋下3cm。四肢活动尚可。下肢无浮肿，皮肤未见出血点及紫斑。

观察治疗

宝宝智能落后，伴有多种先天畸形。病因肯定为先天性。CT检查，提示宝宝有脑萎缩。胸部X射线检查，心脏中度增大，左室、右室增大，肺动脉段不突出。肺血偏少。心脏B超，室间隔缺损，肺动脉狭窄。宝宝血清中风疹特异性IgM阳性，IgG也呈阳性。结合宝宝母亲在妊娠早期曾有过伴有皮疹的感染，宝宝应考虑为风疹。

查明病因

宝宝诊断为先天性风疹综合征。该病是孕妇在妊娠期间，特别是早期患过风疹，病毒可经胎盘感染胎儿，造成多种先天畸形。

宝宝感染风疹可在出生后即出现症状。常见症状为血小板减少性紫癜、溶血性黄疸、肝、脾肿大等。眼部病变可见先天性白内障、先天性青光眼、小眼球等，还会有不同程度的听力障碍。该病预防主要是防止孕妇感染风疹，或者采取与风疹患者严格隔离。

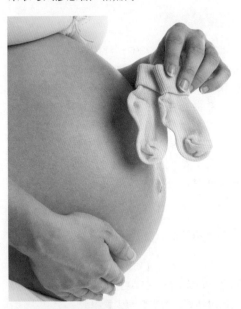

中医预防及保健

先天性风疹综合征是由于孕早期感染风疹，风疹病毒通过胎盘感染胎儿，导致胎儿的先天性畸形。出生的新生儿可为未成熟儿、先天性心脏病、白内障、耳聋、发育障碍等，称为先天性风疹或先天性风疹综合征。预防措施，孕妇即使已经接种过风疹疫苗，同样要重视与风疹病人严格隔离。

宝宝心脏肿物及其他

【病例】宝宝胡 XX，男孩，6 个月。发热、腹泻、呕吐两天。

宝宝症状

宝宝于近两天来发热，体温波动在 39℃左右。在发热的同时出现腹泻，每天十多次，为水样稀便，无脓血。呕吐每天 3 次左右，进食、饮水则吐，为乳汁及胃内容物，非喷射性。宝宝烦渴喜饮。病后尿量减少。宝宝以母乳喂养为主，发病前未喂其他辅食，无不洁饮食史。家长无患慢性或急性腹泻者。

医院检查

宝宝体温 38.6℃，呼吸为 42 次 / 分钟，脉搏为 140 次 / 分钟。宝宝营养发育中等。神志清楚，精神烦躁。面色正常。口唇发干。眼窝轻度下陷。口腔黏膜清洁，咽无充血。胸廓无变形。两肺呼吸音正常。心音尚可，心律齐，未闻杂音。腹软稍胀，肝、脾未及。四肢活动正常。皮肤弹性尚可。肢端不发凉。

观察治疗

观察：宝宝以急性腹泻、呕吐为主要症状，因伴发热，考虑为感染性腹泻。宝宝年龄小，饮食单一，痢疾可能性不大。考虑为秋季腹泻。

治疗：先禁食 16 个小时，给以补液治疗。血液电解质测定，系等张偏高性脱水，符合病毒性肠炎。诊断基本明确。胸部 X 射线检查，在右心膈角处可见一椭圆形阴影。心脏局部在呼吸时变形，吸气时阴影拉长，呼气时略扁。心脏 B 超检查，考虑为囊性肿物，位于心包腔。

查明病因

宝宝诊断为病毒性肠炎，心包囊肿。宝宝腹泻伴呕吐、发热，发生在晚秋季节，腹泻频繁而脱水不严重，粪便未见红、白细胞，血溶电解质测定血钠偏高。符合病毒性肠炎。宝宝心包囊肿为先天性，经过 B 超检查，可基本确诊。X 射线检查可证实肿物存在，可进行手术治疗。

中医预防及保健

病毒性肠炎又称病毒性腹泻，是一组由多种病毒引起的急性肠道传染病。预防措施：及早发现和隔离病人；对病人粪便应消毒处理；重视水源及食物卫生，餐具要进行消毒；婴儿室应有严格的消毒隔离制度；应提倡母乳喂养婴儿；对 6～24 月龄幼儿，口服含各型轮状病毒的减毒疫苗，可刺激局部产生 IgA 抗体，为目前最有效的预防措施。

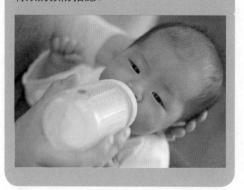

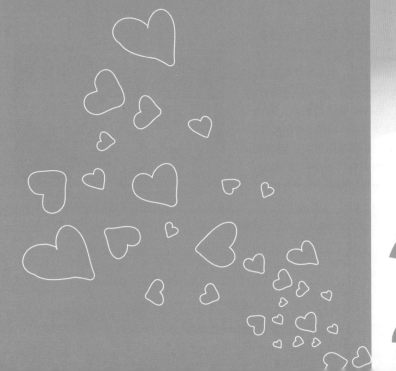

宝宝智力低下早知道

20

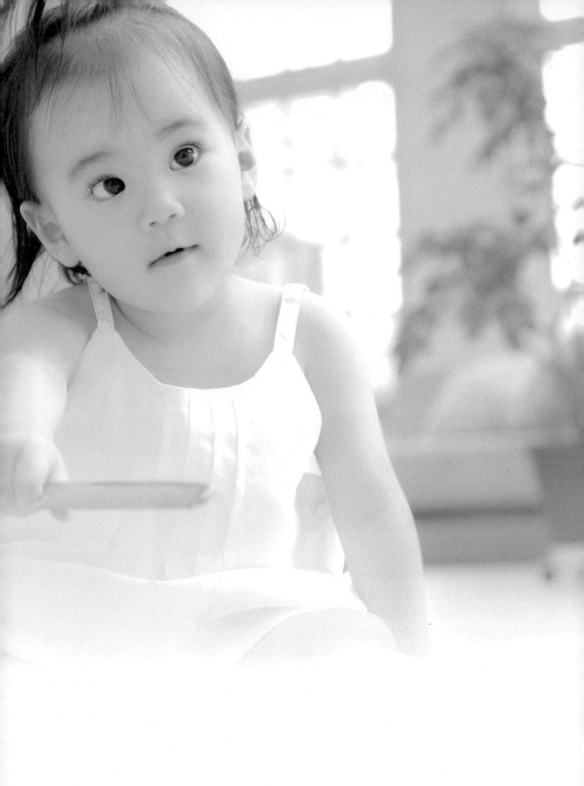

家长必备宝宝智力低下常识

如何定义宝宝智力低下

　　宝宝智力低下指宝宝在发育时期内，由多种原因引起脑功能异常，一般智力水平明显低于同年龄的孩子，同时伴有适应性行为的缺陷。

　　按照智商（IQ）及社会适应行为的损害程度，可将宝宝智力低下分为四级。

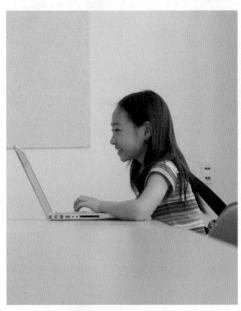

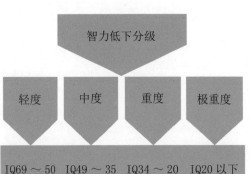

智力低下分级

轻度	中度	重度	极重度
IQ69～50	IQ49～35	IQ34～20	IQ20以下

　　宝宝智力低下，伴发残疾的可能性很大，如智力低下合并脑性瘫痪、癫痫、耳聋、视力障碍等。这些不仅给宝宝的生活带来不便，而且也给其精神上带来创伤。家长应注意在家庭生活中对宝宝进行调节和保护，以保证给予孩子一个健康的成长环境。另外，根据宝宝个体差异，家长可以为其选择一些辅读班、特殊学校，这也是治疗宝宝智力低下的一种较为常见的办法。家长还可以对宝宝进行职业专长训练，以保证他们长大之后能有一技之长，被社会所接纳。

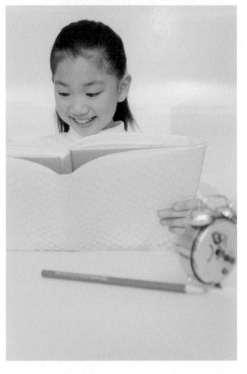

引发宝宝智力低下的常见疾病

宝宝智力低下的病因十分复杂，既有医学生物学的因素，也有社会心理文化方面的因素。家长只有了解引起宝宝智力低下的原因，才能对其采取更加有针对性的检查和治疗。

智力低下病因

| 围产期因素 | 遗传性因素 | 物理化学因素 | 内分泌因素 | 感染性疾病 | 营养代谢因素 | 社会、文化、心理、教育因素 |

染色体畸变　常染色体显性遗传病

宫内感染　生后感染

引发宝宝智力低下的常见因素

宝宝智力低下一般与遗传因素、宝宝母亲怀孕期间状况、宝宝自身生长发育情况有关。当宝宝出现智力低下时，首先要考虑宝宝父母是否近亲结婚，是否是盲、聋、癫痫、先天畸形或精神病患者。当这些因素都予以排除时，则应考虑宝宝母亲在怀孕期间是否有感染发热、放射线照射、接触毒物等。宝宝出生时如果有产伤、窒息、颅内出血、惊厥、重度黄疸等，也都可能会导致宝宝的智力低下。

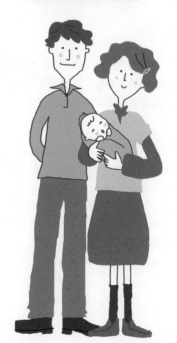

宝宝智力低下典型病例解析

宝宝遗传性疾病

【病例】宝宝徐 XX，男孩，14 岁半。智力低下。

宝宝症状

宝宝足月顺产。自幼性格孤僻，对父母不亲热，不喜欢和其他孩子玩耍。独自听广播可达几小时，可长时间重复玩同一玩具。宝宝智力发育差，14 岁仍不会说话。大小便须经督促，生活不能自理。两岁左右曾发癫痫。父母非智力正常，近亲结婚。

医院检查

宝宝头大，前额略凸出，双耳大。鼻梁宽，鼻翼大，舌系带短，上颚高尖。心肺正常。第二性征发育明显，胡须粗密，喉结突出。宝宝神态漠然，不理会其他人，对周围环境无反应。

观察治疗

宝宝智力明显低下。头颅 CT 检查无脑积水征。细胞遗传学检查，证明宝宝存在脆性 X 染色体，其母为脆性 X 染色体携带者。

查明病因

宝宝诊断为脆性 X 综合征伴孤独症样特征。脆性 X 综合征是一种连锁遗传病，表现为智力低下，语言障碍，大耳，青春期后第二性征明显。宝宝孤独症是一种严重的精神疾病，表现为语言发育障碍和缺乏与人交往的能力。这两种疾病多伴随出现。

中医预防及保健

儿童孤独症是一类以严重孤独，缺乏情感反应，语言发育障碍，刻板重复动作和对环境奇特的反应为特征的疾病。预防：1. 早期预防，加强围生期卫生保健，做到优生优育，防止烟、酒、毒等有害物质的侵害。2. 早期干预，假如一个 18 个月的婴儿具有智力低下的一些特征表现，那么在其 30 个月时就很可能被诊断为孤独症，对这部分高危儿童我们应高度重视并予以干预。建议综合治疗为好，包括中、西药治疗及科学训练等。

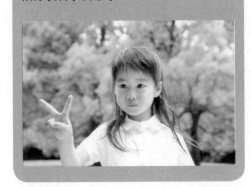

宝宝感染性疾病

【病例】宝宝崔 XX，男孩，14 岁。智力下降，走路困难、全身抖动，扭转痉挛。

宝宝症状

宝宝于两年前学习成绩突然下降，不会写自己的名字，偶有尿、便失禁，走路易摔倒。一年前宝宝头部、四肢、躯干抖动，完全不能走路，睡眠时抖动消失。

医院检查

宝宝体温 36.2℃，呼吸 22 次 / 分钟，脉搏 92 次 / 分钟。宝宝营养发育中等，神志清楚。心肺正常，腹软，肝脾未触及，头、颈、胸向左扭转，肢体抖动时张口，上肢伸直，五指散开、挺直，双下肢屈曲，双眼球斜视，咽反应存在，光反射正常，眼底正常。四肢肌力减低，浅感觉、痛觉、触觉存在。

观察治疗

观察：宝宝肌张力改变，智力低下。作脑电图高度异常，周期性出现高幅慢波。消瘦、皮下脂肪菲薄，脑回窄、脑沟深、脑组织质地比正常宝宝硬。宝宝镜检见脑膜血管充血。

治疗：用 ATP、辅酶 A、泼尼松等治疗。扭转痉挛发作仍很频繁，持续发热、昏迷。入院后第 80 天呼吸、心跳停止，死亡。

查明病因

宝宝诊断为亚急性硬化性全脑炎，该病是由麻疹病毒引起的中枢神经系统损害性疾病。发病初期智力下降，记忆力减退，后期运动障碍，头、肢体抖动或扭转痉挛，最后发展成为强直性痉挛和昏迷。本病确诊主要是根据血清和脑脊液中查到麻疹病毒抗体及麻疹特异性 IgM 抗体。

中医预防及保健

亚急性硬化性全脑炎，是一种以大脑白质和灰质损害为主的全脑炎，是由于缺损型麻疹病毒慢性持续感染所致的一种罕见的致命性中枢神经系统退变性疾病。

提醒家长一定要提高未病先防的意识。

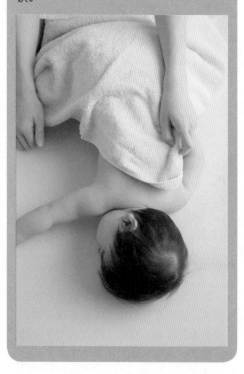

宝宝围产期脑损伤和惊厥性疾病

【病例】宝宝翟 XX，男孩，4 岁。智力发育落后。

宝宝症状

宝宝足月顺产，出生后无窒息。1 岁突然抽搐，体温高达 39.8℃，四肢抖动，意识丧失，约一分钟缓解。每次感冒、体温达到 38℃以上时，都会复发。宝宝抽风不伴呕吐，抽后很快恢复正常。宝宝智力发育迟缓，学习能力差，语言发育缓慢，与同龄宝宝不合群。父母非近亲结婚。

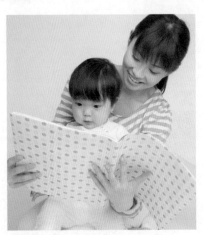

医院检查

宝宝营养发育中等。神志清楚。皮肤、黏膜未见皮疹及色素斑，毛发色泽正常。心肺检查未见异常。腹软，肝在右边下及边，脾未触及。四肢肌张力正常。表情呆滞，无特殊面容。

观察治疗

观察：宝宝有高热惊厥，后转为无热惊厥。作脑电图检查，未见痫波。头颅 CT 检查，未见脑结构异常。

治疗：进行抗癫痫治疗。

查明病因

宝宝诊断为热性惊厥转为癫痫。热性惊厥是宝宝常见病，很少有后遗症，不影响宝宝的生长发育。严重热性惊厥可造成缺氧性脑损伤，出现无热惊厥和智力低下以及行为异常，如过度兴奋、注意力不集中、自制力差等。

中医预防及保健

热性惊厥是小儿时期较常见的中枢神经系统功能异常的紧急症状，可转为癫痫，在婴幼儿更为多见。建议稳定期加入中医药治疗以巩固疗效。

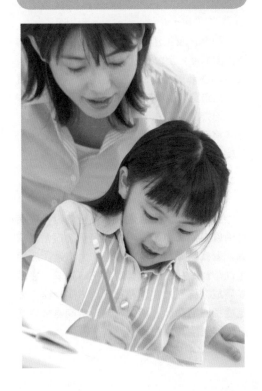

宝宝内分泌疾病

【病例】宝宝霍XX，男孩，10岁。发热4天，全身抽搐5次。

宝宝症状

宝宝出生后6天发生抽搐。10年来每年发生1～2次，均伴有发热及意识模糊。3岁时发现智力低于同龄宝宝，讲话迟钝，情绪激动。穿鞋手腕动作僵硬，学习成绩尚可。无甲状腺手术及外伤史。父母非近亲结婚。

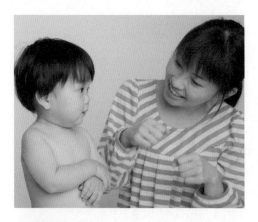

医院检查

宝宝神志清楚，步态不稳。语言不清，两手握物、书写发抖，字迹笔画不整齐。两侧小指内屈，四肢肌张力受刺激后增高，深睡时恢复正常。

观察治疗

观察：宝宝抽搐、智力发育落后。经各项检查，宝宝无手足搐溺症及癫痫。血、尿检查有低血钙、高血磷、低尿钙及低尿磷。故可诊断为甲状旁腺功能低下。

治疗：补充钙剂及维生素D制剂以纠正钙磷代谢紊乱。后改用双氢速固醇（DHT）-AT-10，宝宝发作得到控制，肌紧张降低，血钙恢复正常。

查明病因

宝宝诊断为儿童甲状腺功能减低伴脑基底节钙化。甲状腺功能减低常见表现为肢体麻木、肌肉痉挛、手足搐溺及癫痫样发作，记忆力减退、智能障碍和运动障碍等。低血钙是本病治疗的关键。纠正钙磷代谢紊乱，应用DHT后症状很快就会得到改善，但是该药须长期维持服用。

中医预防及保健

建议中西医结合长期治疗一段时间。

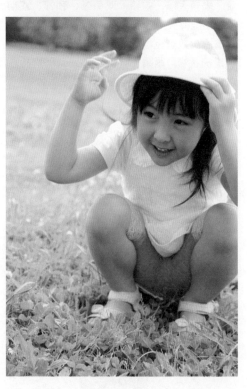

先天畸形及各类综合征

【病例】 宝宝贾XX，男孩，7岁。面部、四肢色素沉着伴智力发育迟缓。

宝宝症状

宝宝两个月时双侧面颊出现红斑，两天后开始脱屑，反复发作，日晒加重。眼睑充血、畏光。9个月时发展至额部、双前臂。两岁后宝宝病变部位变黑，出现散见黑痣。四肢阵发性无力。体格、智力均落后于同龄宝宝。两岁开始走路，3岁开始说话。4岁时持物手抖，行走不稳，皮肤黑色素沉着，黑痣增多。近一个月来宝宝烦躁不安，嗜睡，进食少。父母非近亲结婚。

医院检查

宝宝头小，身材矮小。脸面干痣，早老貌。表情呆滞，前额、双面颊、颈部、双前臂、小腿有大片色素沉着。皮肤干燥，躯干、头皮有少数散见黑痣及雀斑。未发现皮肤肿块或疣状物，眼睛无异常。心肺及肝脾检查未见异常。神经系统检查肌张力增高。

观察治疗

宝宝血、尿、便常规检查未见异常，骨龄正常。头颅CT检查双枕叶及小脑有对称性斑片状、点状钙化影，脑沟裂稍宽，四脑室稍大。智商测试为36。

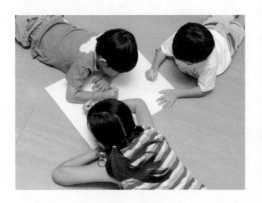

查明病因

宝宝诊断为干皮病-痴呆综合症。该病为一种罕见的遗传病。宝宝患病后有皮肤损害，小头，语言、听力、智力障碍，痉挛性瘫痪、手足徐动等表现。对宝宝出现皮肤损害时，应考虑神经系统损害。本病无特殊疗法，可对症处理。

中医预防及保健

痴呆综合征的预防及保健：

1. 劝阻近亲婚配

婚配的近亲，双方同为致病基因携带者的可能性加大，从而使后代易于得精神发育迟滞。

2. 避免高龄妊娠

35岁以上孕妇所生子女中，染色体病的发生率显著增高，且此时发生妊娠期及分娩时并发症的机会也会有所增加，使得生育出精神发育迟滞儿的机会也相应较多。故最好能避免高龄妊娠，35岁以上的妇女如果怀孕，应在妊娠早期进行产前诊断，如发现染色体异常，则应及时终止妊娠。

3. 加强孕期保健

为了避免意外情况影响胎儿发育，所以妊娠期间应保持心情愉快、注意营养、戒烟戒酒、预防传染病、防止中毒、避免服用有致畸作用的药物、尽量少接触放射线；另积极防治各种妊娠并发症、作好产前检查、减少病理分娩。

4. 搞好儿童保健

对于儿童应定期进行健康检查与保健咨询，早期发现并消除隐患。要加强婴幼儿营养，预防传染病，防止中毒或头部外伤。

5. 注意婴幼儿教育

儿童早期教育对于精神成长是有着重要意义的，尤其值得注意的是：从婴儿出生后两个月开始，及时提供充分的语言刺激，对于语言发育具有重要的促进作用；婴儿早期（特别是半岁以前）母婴间的关系是否良好，对于以后能否处理好人际关系具有重要影响；5岁以前的心理发展对于整个个性形成具有关键意义。

6. 开展产前诊断

在妊娠早期进行羊膜腔穿刺，采取羊膜细胞经短期培养后作染色体分析或生化检查，可以对染色体异常或先天性代谢障碍作出产前诊断，并及时施行人工流产。

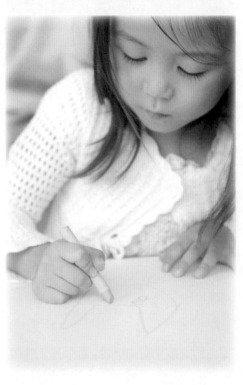

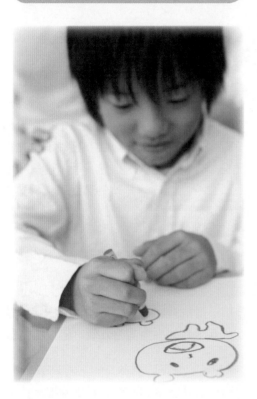

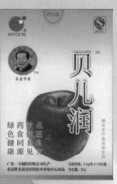
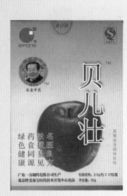